Dr. Christian Hellmann

# Qi Gong mit Leib und Seele

## Ein Brevier rund ums Qi Gong-Üben

AF633790

verlag mainz
2023

Dr. Christian Hellmann

# Qi Gong mit Leib und Seele

## Ein Brevier rund ums Qi Gong-Üben

Ratgeber & Sachbücher

Impressum

1. Auflage 2023
© Verlag Mainz
Alle Rechte vorbehalten
Printed in Germany

Verlag Mainz
Süsterfeldstraße 83
52072 Aachen
www.verlag-mainz.de

Gestaltung, Druck und Vertrieb:
Druck & Verlagshaus Mainz
Süsterfeldstraße 83
52072 Aachen
www.verlag-mainz.de

Gestaltung Umschlag:
Dietrich Betcher

Bildnachweis (Umschlag):
© fragment eight media – stock.adobe.com

ISBN-10: 3-86317-065-2
ISBN-13: 978-3-86317-065-3

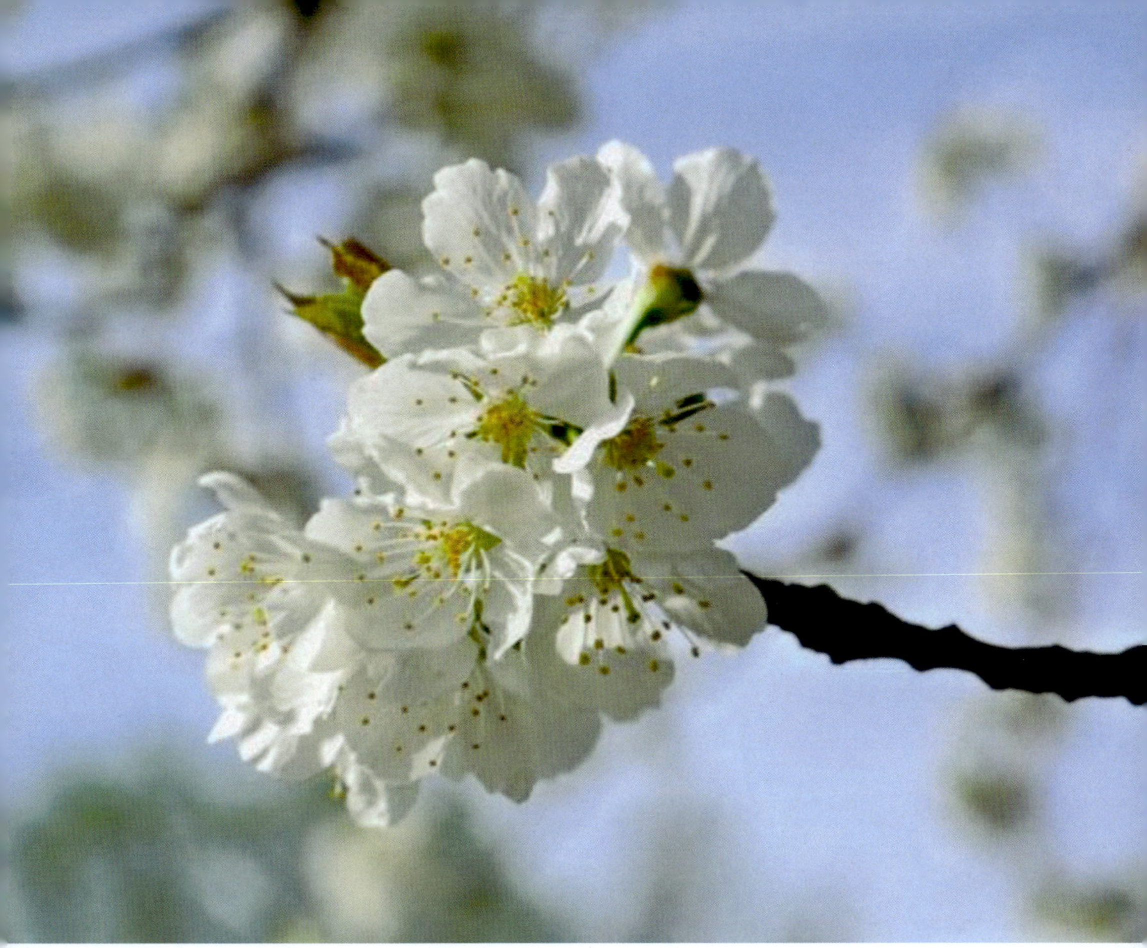

»Die ganze Schöpfung ist das allerschönste Buch oder Bibel, darin sich Gott beschrieben und abgemalt hat.«

MARTIN LUTHER

Für Andrea. In Liebe

# Inhaltsverzeichnis

**Teil 2:**
**Auf Herz und Nieren:**


**Teil 3:**

# Teil 1:

# Die Erfahrung von Körper und Geist, Leib und Seele

# Einstimmung

Es gibt viele Gründe, Qi Gong zu üben. Wahrscheinlich so viele Gründe, wie es Menschen gibt, die eines Tages beschließen, sich ein Qi Gong-Buch zu kaufen, ein Tutorial auf YouTube zu sehen, oder sich zu einem Qi Gong-Kurs in ihrem Heimatort anzumelden.

Natürlich ist ein Grund so gut wie der andere (außer von ganz merkwürdigen Beweggründen abgesehen, doch dazu später), aber die Motivation, mit der ich mit dem Üben beginne, entscheidet über die Wirkung, die das Qi Gong entfaltet.

Um die Auswirkungen des Qi Gongs im Alltag geht es in diesem Buch. Es ist geeignet für Anfänger, für Fortgeschrittene und für »alte Hasen«.

Für Anfänger, weil das Buch in die weite Welt des Qi Gong einführt, angefangen von der Wirkung einzelner Qi Gong-Übungen bis hin zum weltanschaulichen Hintergrund der chinesischen Kultur und ihrer Bedeutung für den Westen.

Für die Menschen, die eine gewisse Zeit dabei sind und erste Erfahrungen gemacht haben, bietet es die Möglichkeit, neue Aspekte des Qi Gong kennenzulernen, die man bisher noch nicht kannte oder noch nicht im Blick hatte. Ich denke hier zum Beispiel an den Zusammenhang von Körper und Geist, gerade in der europäischen Tradition, Aspekte des Qi-Begriffs oder philosophische und spirituelle Fragen, die sich in der Begegnung mit Qi Gong ergeben.

Das Gleiche gilt für die Menschen, die schon lange Qi Gong üben und sich einige neue Inspirationen zur eigenen Übe-Praxis, oder gegebenenfalls auch Unterrichtspraxis holen möchten.

Das Buch geht nicht wie bei einem Fachbuch einen stringenten Weg. Es ist eher als ein assoziatives Wandern rund ums Qi Gong-Üben gedacht. Daher bietet das Buch kurze Kapitel, in denen ein Gedanke zur Qi Gong-Praxis oder zur Qi Gong-Theorie ausgeführt wird. Oft ist am Ende des jeweiligen Kapitels eine Übung angefügt, durch die sich das Gesagte vertiefen soll.

Auf dem Weg dieser assoziativen Wanderung nehme ich sowohl positive Wirkungen des Qi Gong auf und (was meiner Meinung nach genauso wichtig ist) ich gehe auf die Fehler, Irrtümer und anderen negativen Aspekte ein, die sich ebenso im Laufe der Beschäftigung mit Qi Gong ausprägen können.

Um das Bild des Wanderns weiter fortzuführen: Natürlich braucht es beim Wandern ein Ziel, eine gute Karte und genügend Zeit, um auch die kleinen Dinge am Wegesrand wahrzunehmen. Machen wir uns auf den Weg!

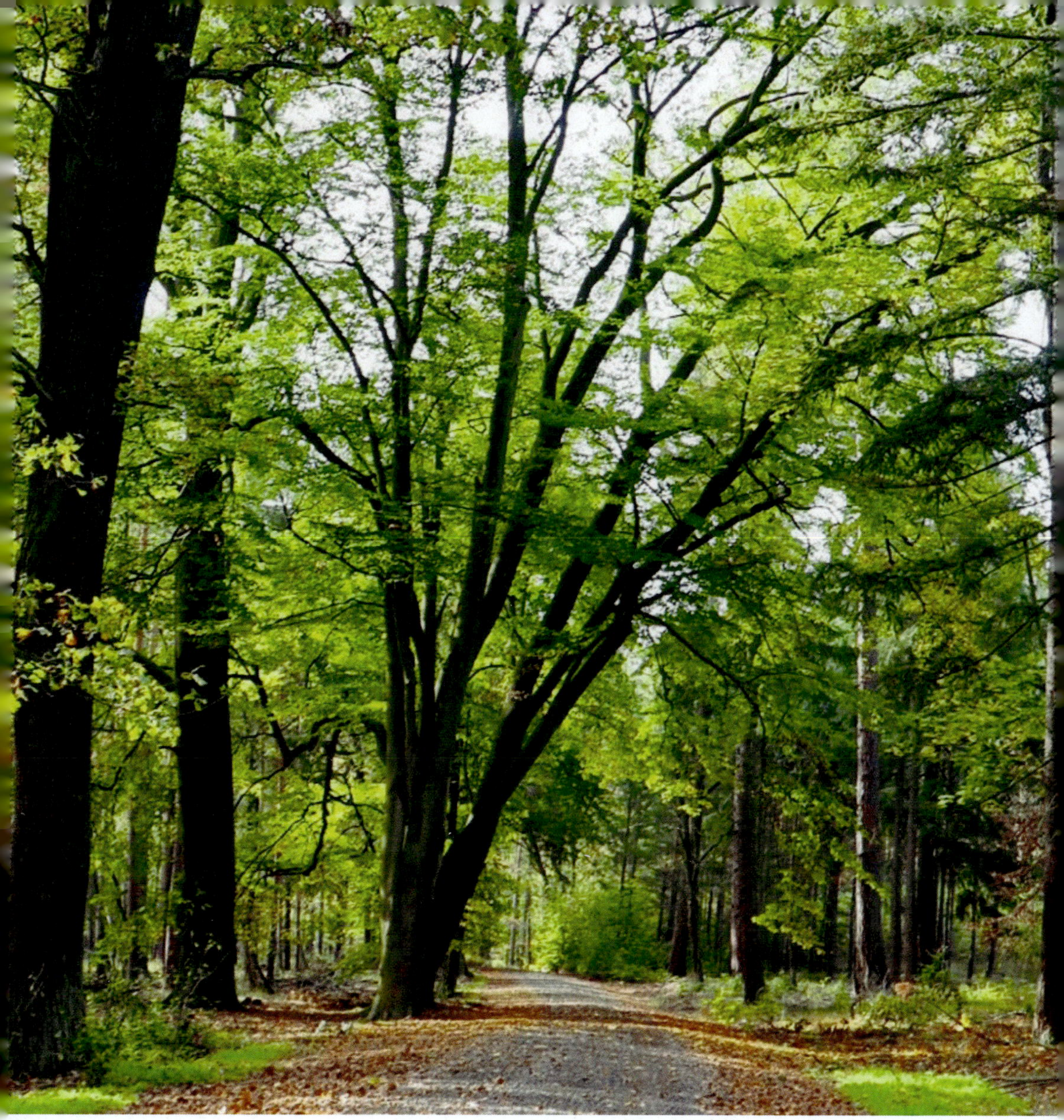

Das Üben von Qi Gong kann viele Ziele haben, aber der Begriff »Gleichgewicht« in allen seinen Facetten gibt am besten wieder, was der gemeinsame Nenner der Ziele des Qi Gong-Übens ist. In welchen verschiedenen Ausprägungen sich diese Ziele zeigen, möchte ich in diesem Buch besprechen.

Das Buch folgt dem Aufbau einer guten Qi Gong-Übung:

Es beginnt mit der guten Vorbereitung, dem Einstimmen auf das bewusste Beginnen und es endet mit dem aufmerksamen Abschließen der Übung. Und in der Mitte? Da liegt die Erfahrung bewussten Erlebens des Fließens von Qi, dem Herstellen des körperlichen und geistigen Gleichgewichts.

Ist das »Gleichgewicht erlangen« das vornehmliche Ziel des Buches, so müssen auf diesem Weg verschiedene Etappen bewältigt werden.

Die erste Etappe hat das Ziel, Klarheit über die eigenen Wünsche und Hoffnungen zu erlangen, die mit dem Lernen und Üben von Qi Gong verbunden sind.

Sodann ist das zweite Etappenziel Hintergrundwissen zu erlangen, zum Beispiel über den Begriff Qi oder die allgemeine Theorie des Qi Gong.

Die dritte Etappe ist es, die Motivation des Übens zu erhalten und zu stärken. Ohne eine gewisse Beharrlichkeit geht es nun einmal nicht.

Dementsprechend liegt in den ersten Kapiteln der Fokus auf den Fragen, die sich mit dem Beginnen vor dem eigentlichen Üben beschäftigen. In den mittleren Kapiteln geht es eher um die Aspekte, die sich bei dem Ausführen der Übungen ergeben. In den letzten Kapiteln beschäftigen wir uns mit dem Übergang vom Qi Gong-Üben in den Alltag.

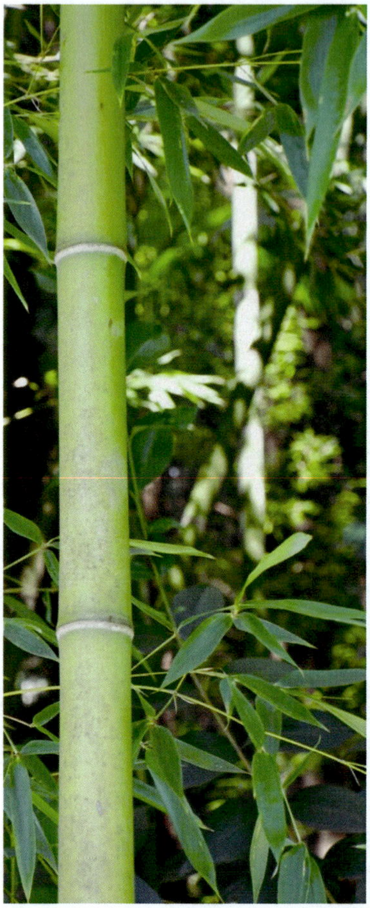

## Leben in der Gegenwart

Hinter diesen Zielen, Hoffnungen, Wünschen und was man darüber hinaus mit Qi Gong verbindet, steht am Schluss die wichtigste Erkenntnis, die Sie wahrscheinlich überraschen wird: Qi Gong macht Spaß.

Wenn Sie Qi Gong üben und dabei Freude empfingen, dann ist das das beste Level, welches man erreichen kann. Denn auf diesem Level macht man Qi Gong – um des Qi Gong willens, nicht aus einem Zweck heraus. Denn, wenn Qi Gong nur aus einem Zweck heraus gemacht wird, führt diese Einstellung wieder zu Verspannungen oder Verhärtungen, körperlich wie mental. Und das will keiner.

Dies klingt auf den ersten Blick paradox: Sollte man sich nicht gerade beim Qi Gong-Üben hehre Ziele suchen, ob nun körperlich, mental oder gar mystisch? Nein, soll man nicht. Denn je mehr ich mich anstrenge, das Ziel zu erreichen, umso weniger können sich die positiven Wirkungen der Übungen entfalten. Statt Anstrengung ist Gelassenheit gefragt, und in dem Wort Gelassenheit steckt schon das Wort »lassen«, »loslassen«.

Ich muss also zuerst lernen, loszulassen, zu lösen, bevor ich in den Fluss der Qi-Übung eintauchen kann.

Mit dieser Einstellung befinden wir uns übrigens in bester Gesellschaft. Denn ähnliches hat der römische Dichterphilosoph Lukrez schon vor über 2.000 Jahren formuliert. Natürlich nicht in Bezug auf Qi Gong, das war damals in Europa noch nicht bekannt, sondern im Blick auf die Naturerfahrung. Für Lukrez hat die Erfahrung der Natur einen eigenen Wert. Das Erleben der Natur ist nicht ableitbar aus anderen Dingen, Erfahrungen oder Philosophien.

Der Theologe Jörg Lauster hat diese Erfahrung des Lukrez in schöne Worte gefasst:

»Menschen verlieren sich in der Betrachtung am Himmel vorüberziehender Wolken, sie versinken im Rauschen der Wellen am Strand oder im Murmeln eines Baches, ohne dabei nach dem Warum oder Wozu zu fragen. Die Erfahrung der Natur ist gerade dadurch erholsam und entlastend, dass sie eine reine Gegenwärtigkeit eröffnen kann. Schön ist, was einfach nur da ist und keinen Interessen dienen muss.«[1]

## Reine Gegenwärtigkeit

Der Begriff der »reinen Gegenwärtigkeit« umschreibt meiner Meinung nach am besten, welche Erfahrung mit dem Üben von Qi Gong verbunden sein kann – nämlich einfach die Freude an der Übung selbst. Diese Erfahrung stellt sich nicht jedes Mal beim Üben von Qi Gong ein, das wäre ein bisschen viel verlangt. Aber wenn sie da ist, dann ist es einfach – schön.

Um deutlich zu machen, mit was für einer außergewöhnlichen Erfahrung man es hier zu tun hat, helfen die Gedanken des französischen Philosophen Blaise Pascal (1623–1662) weiter.

Er schreibt: »Niemals halten wir uns an die Gegenwart. Wir nehmen die Zukunft vorweg, als käme sie zu langsam, als wollten wir ihren Gang beschleunigen; oder wir erinnern uns der Vergangenheit, um sie aufzuhalten, da sie zu rasch entschwindet. […] Wer seine Gedanken prüft, wird sie alle mit der Vergangenheit und der Zukunft beschäftigt finden. […] Niemals ist die

1 Lauster, S. 335

Gegenwart Ziel, Vergangenheit und Gegenwart sind Mittel, die Zukunft allein ist unser Ziel. So leben wir nie, sondern hoffen zu leben …«[2]

Wenn wir die Gedanken von Pascal auf eine Qi Gong-Übung übertragen, dann wird der Eigenwert der Übung ersichtlich:

Alle Übungen führen letztlich auf diese Erfahrung hin, in der weder Zukunft noch Vergangenheit den Geist und das Gefühl ablenken. Die Übung – inklusive des gesamten Trainings – ist in letzter Perspektive auf diese Erfahrung hin ausgerichtet: Das Da-Sein in der Gegenwart. Denn in dem Moment, in welchem Vergangenes und Zukünftiges nicht mehr zum Grundrauschen des Bewusstseins gehören, kann der Mensch mit allen seinen Sinnen und Gedanken zur echten Ruhe kommen.

## Praktische Übung: Die Schwerthand-Übung

Gehen Sie zuerst in die geschlossene Position, die Beine stehen nebeneinander und die Hände liegen locker auf dem Unterbauch.

Machen Sie dann einen leichten Schritt zur Seite, so dass Sie etwa schulterbreit stehen.

Lösen Sie nun die Hände und lassen Sie die Arme langsam zur Seite fallen.

Die Arme und Hände hängen nun in ihrer natürlichen Position an der Seite des Körpers.

Strecken Sie nun den Zeigefinger und den mittleren Finger aus und rollen Sie den Ringfinger und den kleinen Finger ein.

Die Fingerspitzen dieser beiden Finger liegen nun in der Innenfläche der Hand, die Fingerspitzen der ersten beiden Finger weisen zum Boden.

Legen Sie nun den Daumen auf das mittlere Glied des Ringfingers.

Sinken Sie jetzt leicht in den Knien ein und lassen Sie die Arme nach vorn aufsteigen bis etwa in Schulterhöhe. Achten Sie darauf, dass die Arme nicht ausgestreckt sind, sondern die Ellbogen leicht gebeugt bleiben.

Mit den Augen sehen Sie nun über die Schwerthände hinweg in die Ferne.

Halten Sie diese Position einen Moment und lösen Sie sie dann auf und kommen wieder in den aufrechten Stand zurück, die Arme ruhen neben den Beinen.

---

2 Pascal S. 53f.

Wiederholen Sie die Übung einige Male und kommen dann in die Ausgangsposition zurück, in dem Sie den einen Fuß wieder an den anderen Stellen und die Hände vor dem Unterbauch ruhen lassen.

Je häufiger Sie die Übung praktizieren, umso länger werden Sie in der Schwerthand-Position stehen bleiben können. Versuchen Sie in dieser Position ruhig und tief zu atmen. Ihre Gedanken sind ganz auf die Gegenwart fokussiert.

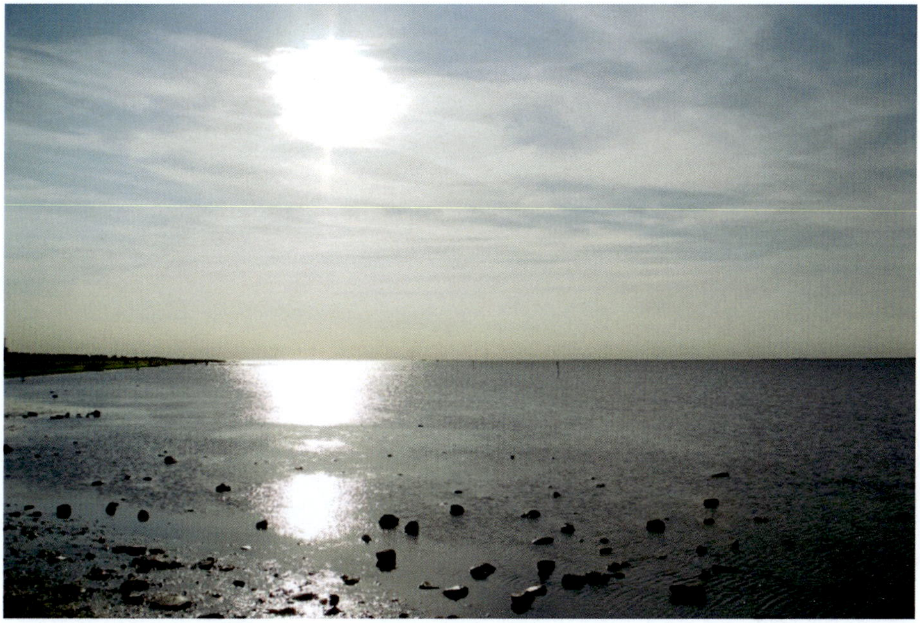

## Auf der Suche

Wer auf der Suche nach Entspannungsmethoden, Heilkonzepten oder Stressabbaumethoden ist, dem steht heute ein sehr breites Angebot zur Verfügung. Die Problematik ist nicht, etwas in diesem Bereich zu finden, sondern die Problematik ist es eher, einen Weg durch den Dschungel der unterschiedlichen Konzepte und Versprechungen zu finden.

Entspannung, Achtsamkeit, Meditation und all die anderen äquivalenten Methoden sind schon seit geraumer Zeit »in«. Stress im Berufsleben, Stress im Privatleben, die Entgrenzung der Arbeitszeit und viele andere Faktoren der modernen Lebenswelt führen dazu, dass Menschen Auswege aus einer für sie belastenden Situation suchen. Hinzu kommt die ständige Suche nach »Optimierung«, wie sie inzwischen durch mannigfache Apps eingefordert wird.

Die individuelle Erfahrung oder die individuelle Belastung steht am Anfang der Suche nach einer geeigneten Entspannungsmethode. Ebenso individuell ist die Wirkung der verschiedenen Entspannungsmethoden auf den Menschen. Die erste Frage lautet also: Welche Methode ist für mich die Richtige? Hier bleibt einem nichts anderes übrig, als mit dem Suchen und Probieren anzufangen.

Diese Phase ist der erste Schritt: Welche unterschiedlichen Techniken der Entspannung oder Gesundheitsförderung gibt es? Es gibt Methoden, bei denen man sich sehr viel bewegt oder andere, bei denen man die ganze Zeit stillsitzt oder liegt. Es gibt Methoden, in denen allein der Atem im Mittelpunkt steht oder bei denen Texte oder Bilder oder Töne verwendet werden. Es gibt Methoden, die rein »technisch« orientiert sind oder die einen »spirituellen« Hintergrund haben. Welche Methode würde mir auf den ersten Blick sofort zusagen und welche Methoden würden gar nicht in Frage kommen?

Nach diesen ersten Überlegungen folgt in der zweiten Phase die Vertiefung in einer Methode, die zu mir passt und die für mich geeignet ist.

Jedoch muss man sich bewusst sein, dass ein schneller, sofortiger durchschlagender Erfolg einer ausprobierten Technik eher selten ist.

Das Wesen einer guten Entspannungstechnik liegt darin, über einen langen Zeitraum diese je spezifische Form der Entspannung einzuüben und darin den Umgang mit dieser Methode zu lernen. An dieser Stelle wird eine Entspannungstechnik zu einer Form der Selbsterfahrung, die eine Tiefenwirkung auf den Körper und den Geist entwickelt. Es ist wie mit jeder anderen Tätigkeit: Je besser man sie kann, umso erfüllender wird sie.

Nach meiner Beobachtung beginnt für viele Menschen an diesem Punkt schon die erste Schwierigkeit: Eine gute Methode ist nicht auf eine schnelle Verwertbarkeit angelegt, sondern auf eine beständige Übe-Praxis.

Es gibt Menschen, die wirklich alles ausprobiert, aber nie die Tiefen einer Methode ausgelotet haben. Im Gegenteil, wenn es mit der einen Methode nicht klappt, muss sofort die nächste her. Wer dies möchte, kann es so machen, nur ist dieses Methoden-Hopping sinnlos, da man auf demselben Level bleibt und es keine Weiterentwicklung gibt.

Gerade für den Anfänger besteht die Schwierigkeit darin, dass der Markt der Entspannungsmethoden heiß umkämpft ist. Wer am lautesten seine ultimative Methode anpreist, hat die meisten Chancen, neue Schülerinnen und Schüler zu bekommen. Nur die Seriosität bleibt dabei auf der Strecke. Zudem werden immer wieder neue Methoden angeboten, die eine Zeit lang einen Kultstatus genießen, dann verschwinden, um irgendwann unter neuem Namen wiederaufzutauchen. Heute ist es Achtsamkeit, morgen Nackt-Yoga und übermorgen könnte der Zen-Buddhismus wieder modern werden.

Als erstes sollte man sich bewusst machen: Die kochen alle nur mit Wasser. Und je lauter eine Methode angepriesen wird, umso mehr heiße Luft ist dahinter. Eine wirklich gute Methode hat keine reißerische Werbung nötig.

Vielmehr muss man an das Erlernen einer Methode mit einer gehörigen Portion Nüchternheit und Gelassenheit herangehen. Eine Entspannungsmethode zu erlernen erfordert mitunter viel Übung und ein sofortiger durchschlagender Erfolg ist eher unwahrscheinlich. Niemand kommt auf die Idee, mit dem Erlernen einer neuen Sportart gleich in die Profiliga aufzurücken. Auch wenn es widersprüchlich klingt: Das Erlernen einer Entspannungsmethode hat nun einmal mit »Lernen« zu tun und dies erfordert darum eine gewisse Hartnäckigkeit und Anstrengung.

## Das geheimnisvolle Qi Gong

Auf der Suche nach einer Entspannungsmethode wird man früher oder später auf Qi Gong stoßen. Was ist die Idee hinter diesem geheimnisvollen Namen?

Beginnen wir mit dem Begriff selbst: »Gong« ist einigermaßen schnell erklärt. Es bedeutet so viel wie »Arbeit, Fähigkeit«. Viele Menschen kennen dieses Wort auch aus der Zusammenstellung »Kung Fu«, was so viel wie »harte Arbeit« bedeutet.

Spannend wird es mit dem Begriff »Qi«, denn er ist keineswegs eindeutig. In der chinesischen Religion und Philosophie, wie auch in der Medizin ist er nicht genau definiert.

Das, was in China unter »Qi« verstanden wird, kann verschiedene Bedeutungen annehmen. Im westlichen Denken gibt es kein direktes Pendant zu diesem Begriff und das macht das Verstehen von der Idee des »Qi« nicht einfacher.

Am besten kann man sich mit dem Begriff »Qi« vertraut machen, wenn wir mit einigen philosophischen Gedankengängen beginnen und ganz an den Ursprung der Idee gehen: Was ist die Kraft oder die Energie, die aus einer toten Materie, aus Atomen und Molekülen, etwas Lebendiges entstehen lässt? Es muss doch etwas geben, das eine Pflanze dazu bringt, zu wachsen. Was bringt eine Ansammlung von Materie dazu, lebendig zu werden? Hinter diesem Phänomen muss doch eine besondere Form der Bewegung, der Energie stehen, die aus etwas Ungeordnetem, nicht Lebendigem etwas geordnetes Lebendiges macht.

Wenn man vom anderen Ende herdenkt, dann muss dies auch die Kraft sein, die den Menschen, das Tier oder eine Pflanze verlässt, wenn es tot ist.

Führen wir diesen Gedanken weiter, dann muss diese Kraft oder Energie etwas sein, das einem Lebewesen im Anfang mitgegeben wird und welches sich im Verlauf des Lebens verringert, bis diese Energie nicht mehr da ist.

Diese Lebensenergie wird im chinesischen Denken als »Qi« bezeichnet. Das ursprüngliche Schriftzeichen für Qi bezeichnet den Dampf, der beim Kochen des Reises aufsteigt, als ein Symbol für die kondensierte Lebensenergie.

Interessant ist, dass an dieser Stelle noch nicht das Konzept einer »Seele« oder eines menschlichen »Geistes« auftaucht. Philosophisch gesehen befinden wir uns noch auf der Materie/Energie-Ebene und kommen jetzt zu einem Scheideweg, welcher die ganze weitere Entwicklung des Qi-Gedankens oder der Qi-Philosophie beeinflusst:

Entweder man bleibt auf dieser Ebene, dann wird »Qi« quasi als etwas Materielles oder eine Energie verstanden, die keinen weiteren Einfluss auf metaphysische oder religiöse Vorstellungen hat. Oder umgekehrt: Qi wird als etwas »Überweltliches« wahrgenommen, welches in ein religiöses Erfahrungssystem eingearbeitet wird.

In der Geschichte der chinesischen Philosophien, Religionen und Weltanschauungen hat es stets beide Möglichkeiten gegeben.

Der gemeinsame Punkt der Entwicklung der Qi-Vorstellungen liegt in der Naturbeobachtung und der Naturerfahrung, aber wie das Qi definiert wird, als etwas Materielles oder Nicht-Materielles, als etwas Göttliches oder Weltliches, ist der jeweiligen Zeitepoche geschuldet.

Ein Text, der diese Naturerfahrung besonders schön schildert, steht im Jinsilu:

»Macht jemand sich daran, etwas ihm selbst Naheliegendes wie den eigenen Körper zu ergründen, erkennt er, daß alle Prinzipien in der Welt in diesem ebenfalls vorhanden sind. Zum Beispiel kann er die Bedeutung der Prozesse des Zusammenziehens und Ausdehnens von *qi*, des Kommen und Gehens der Dinge, am Vorgang des eigenen Ein- und Ausatmens ablesen.«[3]

3 Jinsilu, S.23

## Praktische Übung: Den Körper wahrnehmen

Sie liegen auf dem Rücken und die Hände liegen locker auf dem Unterbauch. Der Atem beruhigt sich und er wird ohne ihn zu zwingen immer tiefer. Sie lassen den Atem kommen und gehen. Wenn sich Ihr Atem beruhigt hat, stellen Sie sich vor, dass Sie mit jedem Atemzug neue Energie aufnehmen und alte, verbrauchte Energie abstoßen. Etwa 10 Atemzüge lang wiederholen Sie diese Vorstellung.

Wenn Sie diese kurze Übung einige Male ausprobiert haben, dann versuchen Sie, diese Übung zu intensivieren. Erst 5 Minuten, dann 10 oder 15 Minuten.

## Das Qi als bewegende Kraft und als Erfahrung

Die Problematik des Begriffes Qi liegt darin, dass sich »Qi« nicht wie andere Dinge in der Welt mit naturwissenschaftlichen Methoden »messen« oder »nachweisen« lässt. Materie, Strom, Schwingungen können wir als Gegenstände dieser Welt wahrnehmen. Der allgemein anerkannte Nachweis einer Energieform »Qi« ist bisher ausgeblieben.

Welche Konsequenzen hat dies für das Üben von Qi Gong? Eigentlich keine. Es bedeutet vor allen Dingen, dass wir uns beim Üben auf der Ebene der Erfahrung, der eigenen Wahrnehmung und der individuellen Interpretation dieser Erfahrungen befinden. Qi wäre in diesem Sinne Erfahrung, die ich beim Ausführen der Übungen wahrnehme und die ich im Dialog mit anderen Menschen, die eine ähnliche Erfahrung gemacht haben, austausche. Letztlich wäre dann das, was mit dem Begriff »Qi« ausgedrückt wird, die Benennung einer speziellen Körpererfahrung, die durch das Ausüben bestimmter Techniken im Qi Gong hervorgerufen wird.

Die Aufgabe des Qi Gong ist es, die spezielle Form der Erfahrung für sich selbst nutzbar zu machen, indem man die in den tradierten Qi Gong-Übungen kondensierte Erfahrung des Umgangs mit dem Qi einübt und erfährt.

Die Qi Gong-Übungen sind schließlich nicht vom Himmel gefallen, sondern sie speisen sich aus der Erfahrung von Menschen, die die Formen ausprobiert, entwickelt und für wirksam befunden haben. Als Qi Gong-Übende treten wir lediglich in diese Überlieferungskette ein und prüfen, ob diese Übungen für uns selbst genauso gut geeignet sind.

## Hier der Geist, da der Körper

Als Menschen im ausgehenden Industriezeitalter haben wir uns daran gewöhnt, eine Trennlinie zwischen Körper und Geist zu ziehen. Ich habe einen Körper, aber ich bin nicht mein Körper. Dieses technische Verständnis des Körpers geht zurück auf den einflussreichen französischen Philosophen René Descartes, der von 1596–1650 lebte. Es lohnt sich, sich ausführlicher mit diesen Gedanken zu beschäftigen, da an diesem Punkt die unterschiedliche Weltanschauung zwischen dem chinesischen und dem europäischen Denken offensichtlich wird.

Descartes verstand den Körper des Menschen als eine Maschine, in der alle Vorgänge rational erfassbar und naturwissenschaftlich erklärbar sind. Er trennte streng zwischen dem Denken als dem Bewusstsein des Menschen und seiner Körperlichkeit oder – um es noch einfacher zu sagen –, zwischen Körper und Seele.

Warum tat er das?

Der geistesgeschichtliche Hintergrund von Descartes liegt im Zeitalter des beginnenden Rationalismus, in der die analytische Naturbeobachtung ihren ersten Höhepunkt erreichte. Der bekanntere Galileo Galilei (1564–1642) war übrigens ein Zeitgenosse von Descartes. Galilei hatte den Zorn der kirchlichen Inquisition auf sich gezogen, weil er aufgrund seiner analytischen Naturbeobachtung behauptete, dass sich die Erde um die Sonne dreht, was dem kirchlichen Dogma widersprach.

Zugleich lebten die beiden in einer Epoche, die begeistert war von Automaten, den Gesetzen der Bewegung und der Mechanik. Was allerdings die Philosophen, Künstler, Mathematiker und auch Theologen in dieser Zeit beschäftigte, war jedoch die beunruhigende Frage: Welche Erkenntnis ist sicher und unverrückbar, wenn so viele Dogmen wie die Frage nach der Stellung des Menschen im Kosmos zurzeit zusammenbrechen?

Descartes fand die einfache Formel »cogito, ergo sum« – ich denke, also bin ich.

Diese unscheinbaren drei kleinen lateinischen Wörter sollten in seiner Nachfolge eine Revolution in der europäischen Geistesgeschichte auslösen. Denn wenn das nichtstoffliche Denken der einzig sichere Ankerpunkt ist, dann bedeutet das, dass es einen enormen Gegensatz zur stofflichen Welt, der Welt der Dinge gibt.

Denn die Welt der Dinge nehme ich nur durch die Sinne auf, und die Sinne können bekanntlich täuschen und bieten daher keine Sicherheit. Die einzige Sicherheit bietet mein eigenes Denken selbst.

Wenn aber das »Reich des Denkens« und das »Reich der Dinge« sich als Subjekt und Objekt gegenüberstehen, so muss es dennoch eine Verbindung zwischen meinem Körper als »Ding« und meinem Geist als »Denken« geben.

Auf dem Stand der damaligen Wissenschaft tat Descartes etwas sehr Fortschrittliches: Er verlegte das Bewusstsein des Menschen in das Gehirn, und er sah hier die Verbindung zwischen Körper und Geist. Eine Vorstellung, die damals keinesfalls verbreitet war.[4]

Diese Vorstellung machte den Weg frei für ein neues Verständnis des Körpers: Der Körper kann wie die Natur analysiert werden und die Mechanik ist das Leitbild für das Verstehen der Körperfunktionen.

Der »Cartesianismus« hatte darum einen weitreichenden Einfluss die weitere Entwicklung der medizinischen Wissenschaften und damit auch auf unsere eigene Körperwahrnehmung. Hingegen gilt für den Bereich des Geistes: Descartes hat als Erster maßgebend die »Autonomie des Ich« philosophisch begründet und damit dem modernen Verständnis der Persönlichkeit den Weg bereitet.[5]

## Praktische Übung: Den Körper wahrnehmen

Setzen Sie sich auf einen bequemen Stuhl. Die Wirbelsäule ist aufgerichtet, die Füße stehen fest auf dem Boden, die Augen sind geschlossen, die Hände liegen locker auf den Oberschenkeln.
Lassen Sie Ihren Atem zur Ruhe kommen.

Nehmen Sie nun etwa 10 Atemzüge lang wahr, wie Ihre Füße auf dem Boden stehen.

Nehmen Sie nun etwa 10 Atemzüge lang wahr, wie Ihr Körper auf dem Stuhl sitzt.

Nehmen Sie nun etwa 10 Atemzüge lang wahr, wie Ihre Hände die Oberschenkel berühren.

Nehmen Sie nun etwa 10 Atemzüge lang wahr, wie sich Ihr Körper als Ganzes anfühlt.

Beenden Sie die Übung.

Was haben Sie wahrgenommen?

---

4 Vgl. hierzu Descartes, Biografie, Spektrum der Wissenschaft
5 Weischedel, S.121

## Die Erfahrung von Körper, Geist und Atem

Körper und Emotionen sind in unserer Sprache sehr eng miteinander verbunden.

Vor einer Prüfung kann man schon einmal »kalte Füße« bekommen. Ein unangenehmes Erlebnis kann durch »Mark und Bein« (also Knochenmark und Knochen) oder »unter die Haut« gehen und auf der anderen Seite kann das »Herz vor Freude springen« und man ist »erleichtert«, wenn etwas gut geklappt hat. Besonders schön ist es natürlich, wenn man auch noch einen »6. Sinn« hat, der einen vor Schaden bewahrt und das richtige Tun lässt.

Der große Pantomime und Lehrer der Körpersprache Samy Molcho hat den Zusammenhang von Körper und Geist mit jenem schönen Wort »Der Körper ist der Handschuh der Seele, seine Sprache das Wort des Herzens« ausgedrückt.[6]

Mit meinem Körper drücke ich das aus, was ich fühle, denke und getan habe oder tun will. Wenn wir uns selbst gelegentlich beobachten, wie unser Körper in verschiedenen Alltagssituationen reagiert, dann stellen wir schnell fest, dass wir nicht nur aus Denken und Fühlen bestehen, sondern dass der Körper ein Teil unseres Ichs ist und unser Körper sich gerne und oft zu Wort meldet. Ebenso ist es in der Kommunikation mit anderen Menschen: Nicht das gesprochene Wort ist entscheidend, sondern die Sprache des Körpers. In gleicher Weise verändert sich der Atem in Stress- und Gefahrensituationen. Er wird schneller, flacher und es bleibt einem »sprichwörtlich die Luft weg«.

Der Körper reagiert auf die Impulse und Reize, die im Geist entstehen oder die von außen auf den Menschen einwirken. Wenn es positive Impulse und Gedanken sind, dann ist der Körper im Gleichgewicht; werden diese Impulse und Gedanken negativ, reagiert der Körper schnell:

> »Aufgrund von Verlangen und Begehren,
> Stress und Sorge entstehen.
> Aufgrund von Stress und Sorge
> Werden Körper und Geist behaftet
> mit Spannungen.«

(Vom Kultivieren der Stille, daoistische Schrift, 4. bis 2. Jhdt. v. Chr.)[7]

6 Zitat: samy-molcho.at, abgerufen am 4.1.2021

7 Cultivating Stillness, S.141, Übers.: C. Hellmann

Starke Emotionen wie die Trauer bergen besonders starke Wirkungen:

> »Unter allen Leidenschaften der Seele bringt die Trauer am meisten Schaden für den Leib.«
>
> (THOMAS VON AQUIN)

Doch auch das Gegenteil, die Freude, zeigt sich in körperlichen Reaktionen, wie es Paul Gerhardt so wunderbar im bekannten Lied »Geh aus, mein Herz und suche Freud« in der 8. Strophe gedichtet hat:

> »Ich selber kann und mag nicht ruhn,
> des großen Gottes großes Tun
> erweckt mir alle Sinnen;
> ich singe mit, wenn alles singt,
> und lasse, was dem Höchsten klingt,
> aus meinem Herzen rinnen.«

In diesen 3 Beispielen wirkt mein inneres und äußeres Erleben auf die Haltung und die Befindlichkeit meines Körpers ein, ohne dass ich mir dessen unbedingt bewusst bin.

Beim Qi Gong-Üben spielt diese Erfahrung eine wichtige Rolle. Denn auf der einen Seite lerne ich durch die Übungen, auf meinen Körper zu hören und ich nehme in den Übungen wahr, an welcher Stelle mein Körper nicht im Gleichgewicht zwischen Spannung und Entspannung, Weichheit und Härte ist. Gerade Verspannungen im Schulterbereich werden von vielen Menschen gar nicht wahrgenommen oder erst dann, wenn es weh tut.

Auf der anderen Seite haben Qi Gong-Übungen den Effekt, dass sie eben diese Verspannungen oder Störungen im Körper bearbeiten können, und zwar nicht nur körperlich, sondern auch emotional.

## Die Einheit von Körper und Geist

In der Qi Gong-Theorie bilden Körper, Geist und Atem eine Einheit. Der Körper wirkt ein auf den Geist, der Geist auf den Atem et vice versa.

Was allerdings manchmal übertrieben wird, ist die Meinung, dass jede Krankheit als psychosomatisch zu verstehen ist. Psychische Erkrankungen können auch organische Ursachen haben. Dazu zählen zum Beispiel Störungen im Hormonhaushalt, Stoffwechselstörungen oder Mangel an Vitaminen.

»Die Forschung zeigt, welchen Einfluss Hormone, Herz, Verdauungs- und Immunsystem auf die Psyche haben. Der Geist ist nicht nur im Gehirn verankert, sondern im gesamten Körper.«[8]

Die drei Aspekte Körper, Geist und Atem beeinflussen sich ständig in gegenseitiger, fließender Weise:

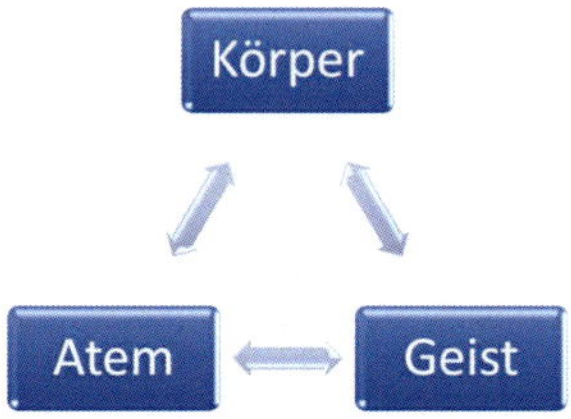


Aus diesem Grund sind in jeder guten Qi Gong-Übung alle drei Aspekte, in je unterschiedlicher Gewichtung, enthalten. Ich kann durch meinen Atem meinen Körper und durch meinen Körper wiederum meinen Geist beeinflussen. An welcher Stelle ich nun in diesen Zyklus einsteige, das bleibt mir selbst überlassen. Dabei können persönliche Vorlieben eine Rolle spielen oder meine Befindlichkeit an diesem Tag. Wenn ich zum Beispiel einen Tag hinter mir habe, an dem ich sehr viel gesessen habe, ist es sinnvoller Übungen zu machen, in welchen ich den Körper in die Bewegung bringe. Wenn ich weiß, dass der Tag sehr hektisch mit vielen Ortswechseln wird, dann ist es besser, den Tag mit sehr ruhigen, statischen Übungen zu beginnen.

## In die Tiefe: Das Gedächtnis des Körpers

Jeder Körper hat eine Geschichte und diese Geschichte ist im »Gedächtnis« des Körpers gespeichert. Dieses Gedächtnis darf nicht verwechselt werden mit dem bewussten Gedächtnis (Wo habe ich noch den Autoschlüssel hingelegt? Wann hatten wir noch einmal Hochzeitstag?), sondern es ist ein Gedächtnis, dass unbewusst im Körper gespeichert ist. Es sind in dem Fall die Fertigkeiten, die wir »aus dem Handgelenk schütteln«, weil wir sie schon so oft geübt haben. Wir brauchen nicht mehr darüber nachzudenken, wie eine bestimmte Tätigkeit geht – wie zum Beispiel das Fahrradfahren oder das Schwimmen –, sondern sie läuft von ganz alleine.

Im Körpergedächtnis, welches auch deklaratives oder implizites Gedächtnis genannt wird, werden Bewegungsabläufe gespeichert – aber nicht nur die,

8 Bourla, Alexis, Florian Ferreri und Stéphane Mouchabac, S.33

sondern es werden in gleicher Weise positive wie negative Erfahrungen als die Reaktion auf Emotionen – man möchte fast sagen – »eingebrannt«. Erfahrungen seit der frühesten Kindheit werden im wahrsten Sinne des Wortes verkörpert und werden, ohne dass sie das Bewusstsein erreichen, aktiviert. Wer sich einmal an einer Brennnessel verbrannt hat, wird die automatische Stressreaktion des Körpers zu schätzen wissen und in Zukunft einen Bogen um diese Pflanzen machen.

Allerdings können negative Erfahrungen in der Kindheit gravierende Auswirkungen haben: »Wie ein Gärtner Triebe stutzt, um einem jungen Baum seine Form zu geben, gestalten die frühen Erfahrungen das reifende Gehirn des Kindes. Wenn es in eine Welt hineinwächst, in der nicht sicher ist, wann es wieder eine trockene Windel oder eine tröstende Umarmung bekommt, bedeutet das *Stress*. Und den vergisst sein Organismus nicht: Fortan reagiert er schneller, stärker und länger mit innerer Mobilmachung.«[9]

Der Psychiater und Philosoph Thomas Fuchs redet in diesem Zusammenhang vom »Leibgedächtnis« des Menschen.[10] Fuchs versteht den Leib nicht in erster Linie als den sichtbaren Körper, sondern als das Vermögen, mit den Sinnen (Sehen, Hören, Empfinden, Berühren) die Welt wahrzunehmen und zu entdecken. Im Leibgedächtnis sind nun all diese Situationen, Handlungen und Empfindungen »eingeschmolzen« und im Körper »gegenwärtig wirksam«. Anders gesagt: Mein Leib reagiert auf Situationen, indem er die eingeschmolzenen (positiven wie negativen) Erinnerungen unbewusst vergegenwärtigt.

Um es einfach zu sagen: Wenn zum Beispiel ein Kind in der Schule negative Erfahrungen mit dem Lehrer und mit der Klasse gemacht hat, wird sich die körperliche Erfahrung (Angst, Scham, Depression) im Leibgedächtnis festschreiben. In ähnlichen Situationen im Erwachsenenleben (Arbeit in Teams etc.) werden diese Erinnerungen mit ihren Emotionen und körperlichen Reaktionen aktiviert.

## Qi Gong und das Leibgedächtnis

Warum ist der Zusammenhang zwischen dem Üben von Qi Gong und dem Leibgedächtnis wichtig?

Ich denke, es sind zwei Phänomene, die hier auftreten können: Zum einen können durch das Training negative Erfahrungen aufbrechen und zum anderen positive Erfahrungen neu in das Leibgedächtnis integriert werden.

9 Possemeyer, Ines, S.89
10 Fuchs, S.37ff

Beginnen wir mit den **negativen** Komponenten:

Eine bestimmte Armbewegung, eine Körperdrehung, eine Handhaltung können dazu führen, dass durch sie unbewusste Situationen aus der Vergangenheit aktiviert werden und plötzlich ein Strom von belastenden Emotionen auf den Menschen einstürmen. Das berühmteste Beispiel für den Ausbruch von Erinnerungen und Emotionen ist der Roman »Auf der Suche nach der verlorenen Zeit« von Marcel Proust: Das Eintauchen eines Madeleines in eine Tasse Tee führt zu einem Strom von Kindheitserinnerungen.

In gleicher Weise kann es in einer Ruheübung passieren, dass plötzlich unterdrückte Emotionen in die Höhe schießen. Wer negative Erfahrungen mit Sport in seiner Kindheit und Jugend gemacht hat, für den können plötzlich starke Blockaden (»Ich kann das nicht!«) in der Ausführung von Übungen bestehen.

Demgegenüber steht die **positive** Erfahrung im Qi Gong:

Du und dein Körper, dein Leibvermögen, können eine positive Geschichte erfahren und aufbauen. Du musst die Übung gar nicht »können« – die Übung ist schon in dir, du musst sie nur noch freilegen. Du erweiterst dein Leibvermögen in der Wahrnehmung deines Körpers und bereicherst dein Leibgedächtnis durch neue, positive Erfahrungen wie zum Beispiel Weite, Stabilität, Innerlichkeit etc.

Einen Augenblick, in welchem man dieses Leib- und Körperverständnis spüren kann, ist der Moment, in welchem man mit einer Übung beginnt. Mit ein wenig Training kann man den Impuls spüren, wenn eine Übung begonnen wird.

In der Regel ist es so, dass eine Übung mit einem bewussten Impuls anfängt: »Ich mache jetzt die Übung xy und beginne damit, mein linkes Bein zu bewegen.«

Die elegantere Form ist es jedoch, aus der Ruhe heraus auf den Impuls zu warten, mit dem die Übung beginnt. Nicht mein bewusstes Denken startet die Übung, sondern der Impuls geschieht aus meinem Leibbewusstsein heraus.

Es ist ein kleiner, aber feiner Unterschied, ob *ich* die Übung beginne oder die Übung beginnen *lasse*.

Dies ist der Grund dafür, warum im Qi Gong die einzelnen Übungen in der Regel stark voneinander abgegrenzt sind und innerhalb der Übungen immer wieder kleine, manchmal kaum wahrnehmbare Pausen gesetzt werden: Denn anders lässt sich eine Harmonie von Leib und Geist nicht herstellen.

Gerade im Bearbeiten von negativen Erfahrungen, die im Leibgedächtnis gegenwärtig sind, ergibt sich darin eine wertvolle Möglichkeit, ein neues, positives Verhältnis zum eigenen Leib in allen seinen Dimensionen zu entwickeln.

## Praktische Übung: Die Fersen heben

Stellen Sie sich in eine gerade, aufgerichtete Position. Lassen Sie den Atem zur Ruhe kommen. Heben Sie jetzt langsam die Fersen vom Boden und stehen Sie auf den Zehenspitzen. Bleiben Sie einen kurzen Moment so stehen und lassen Sie dann die Fersen wieder zum Boden sinken. Wenn Ihnen die Übung Mühe macht, dann halten Sie sich mit einer Hand oder gegebenenfalls mit beiden Händen an einem Stuhl oder Tisch fest. Wiederholen Sie diese Übung 10 Mal.

Mit der Zeit können Sie auch den Atem koordinieren. Beim Aufsteigen atmen Sie ein und beim Sinken aus.

Versuchen Sie, diese Übung eine Woche lang jeden Tag zu machen und eventuell jedes Mal ein bisschen länger auf den Zehenspitzen stehen zu bleiben.

Vielleicht werden Sie folgende Erfahrungen machen:

- Die Übung wird mit der Zeit immer ein wenig leichter und flüssiger.
- Auch die psychische Verfassung spielt eine Rolle: Wenn ich an einem Tag wegen eines Ereignisses oder ähnlichem »aus dem Gleichgewicht« geraten bin, dann wird mir diese Übung wesentlich schwerer als an »ausgeglichenen« Tagen fallen.
- Je häufiger ich die Übung mache, um so ruhiger wird mein Atem und umso stärker werden meine Muskeln.
- Die Übung sieht auf den ersten Blick rein »mechanisch« aus. Sie verlangt aber Aufmerksamkeit und Konzentration, so dass auch die kognitiven Fähigkeiten geschult werden.
- Das Üben des »Gleichgewicht-Haltens« im körperlichen Bereich beeinflusst mein psychisches Gleichgewicht.

## Die innere Haltung und die äußere Form

Es ist nicht schwierig, angepasst an die eigenen Fähigkeiten Qi Gong-Übungen zu erlernen. Wesentlich schwieriger ist es, die Motivation beim Üben aufrecht zu erhalten. Denn erst, wenn man Qi Gong über eine lange Stecke hin übt, kann es seine volle Wirkung entfalten. Die schlechte Nachricht ist: Es dauert manchmal Jahre bis zur Erkenntnis, dass sich durch Qi Gong mein Wohlbefinden geändert hat. Die gute Nachricht ist: Es dauert manchmal Jahre, bis man eine spürbare Veränderung erlebt hat.

Qi Gong zu erlernen ist eine Aufgabe, die sich nicht mal eben nebenbei erledigen lässt. Es braucht Zeit, bis man einige Erfolge sehen und spüren kann – sei es im Bereich des Körpers oder im Bereich des Geistes. Aus diesem Grund kann es leicht passieren, dass auf dem Qi Gong-Weg die Motivation verloren geht.

Aber gerade das ist es, was man als erstes beim Qi Gong üben muss: Gelassenheit, Geduld und das Wissen darum, dass die Übung für sich selbst trotz aller Widerstände wertvoll ist. Im Gegenteil: Fällt einem Qi Gong zu leicht, dann könnte die Erfahrung verloren gehen, an den Widerständen zu wachsen und Gleichmut zu üben.

Ungeduldig Qi Gong zu üben, kann zwar dazu führen, dass man innerhalb kurzer Zeit technisch perfekt ist (oder man sich gegebenenfalls die Gelenke ruiniert hat). Aber Qi Gong hat mehrere Ebenen und die innere Haltung, die ich zur Übung einnehme, ist ein sehr entscheidender Faktor für die Wirksamkeit der Übung.

Technische Perfektion ist zwar schön, und wer möchte, kann natürlich auf dieser Ebene bleiben. Doch das essenzielle, innere Wesen der Übung liegt dann brach.

Es ist interessant zu sehen, dass es einige Spezialisten im Qi Gong gibt, die zwar unglaublich geschmeidig und beweglich sind und bei denen die Übungen sehr gut aussehen, aber das ist auch alles. Ohne die innere Haltung bleiben diese Übungen leer. Wenn ich noch einmal das Zitat von Samy Molcho aufnehme, dass der Körper der »Handschuh der Seele« ist, dann wird deutlich, was damit gemeint ist: Die innere Verfasstheit spiegelt sich im äußeren Ausdruck wider, und es kann passieren, dass jemand eine Übung technisch völlig unperfekt ausübt, aber die innere Haltung die Übung glänzen lässt.

Das Üben der inneren Haltung in der Verbindung mit der äußeren Bewegung lässt sich nicht nach der Art eines Instant-Getränks schnell herstellen.

Es braucht seine Zeit und es ist ein immerwährender, ständig neu beginnender Prozess, nicht nur die körperliche Anforderung zu bewältigen, sondern auch die Idee zu erfassen, die hinter einer Übung liegt.

## Praktische Übung: Die innere Haltung wahrnehmen

Stellen Sie sich in eine gerade, aufgerichtete Position, die Füße sind etwa schulterbreit auseinander und parallel zueinander ausgerichtet.

Richten Sie die Wirbelsäule leicht auf, bis sie angenehm gespannt ist.

Nehmen Sie einen Moment ihre »innere Haltung« wahr.

Sehen Sie nach vorn, wenn möglich in die weite Ferne.

Sehen Sie, aber sehen sie nicht hin, fokussieren sie keinen bestimmten Punkt.

Lassen Sie Ihren Blick einfach in der Ferne ruhen.

Lassen Sie die unmittelbare Außenwelt um sich herum einfach sein.

Genießen Sie diesen Augenblick der Ruhe und Gelassenheit.

Nehmen Sie Ihre »innere Haltung« wahr und gleichen Sie Ihre »innere Haltung« an Ihre »äußere Haltung« an.

Beenden Sie die Übung nach einer angemessenen Zeit.

## Technisches Qi

Es gibt zwei verschiedene Arten, um sich auf Qi Gong-Übungen einzulassen: Die erste Art ist eine eher technische Herangehensweise. Man nimmt den Begriff »Qi« hin, aber er spielt für die Übung keine weitere Rolle. Was Qi nun eigentlich ist, welche Rolle es in einer weltanschaulichen Perspektive hat, ist für das Ausüben nicht von Belang. Man arbeitet damit in den Übungen und wenn man sich damit wohlfühlt, dann ist es gut.

Die Herangehensweise ist gut für Anfängerinnen und Anfänger geeignet. In der ersten Zeit des Lernens hat man in der Regel genug damit zu tun, die körperlichen Anforderungen zu meistern und die Wahrnehmung des eigenen Körpers zu schulen. Besonders die Schulung der Aufmerksamkeit erfordert Energie, so dass es nicht notwendig ist, gleich zu Beginn Unmengen an theoretischem Hintergrund zu erfassen.

In einer weiteren Hinsicht steht das technische Verständnis des Qi auch für sich selbst. Man kann erfolgreich Qi Gong trainieren, ohne einen großartigen philosophischen oder religiösen Hintergrund anzunehmen. Es gibt ebenso einen positiven Effekt, wenn die Übungen »einfach nur so« ausgeführt werden: Beweglichkeit, Gleichgewichtssinn, Faszien, Muskeln und die Atmung werden selbstverständlich genauso gut geschult, wie wenn man eine bestimmte Weltanschauung beim Üben mit bedenken würde.

An der Ästhetik der Übungen kann man sich genauso freuen. Auch diese Form der Selbstbeschränkung ist eine positive Erfahrung und gleichzeitig ein – vielleicht sogar ungewollter und leicht paradoxer – Effekt der inneren Auseinandersetzung mit Qi Gong: Wenn ich in die Ästhetik der Übungen eintauche, bleibt meine Aufmerksamkeit in der Übung selbst, ohne weitere störende Gedanken.

# Philosophisches Qi

Als philosophisches Qi Gong bezeichne ich eine Einstellung, in der Qi Gong mehr als ein reines Körpertraining betrachtet wird. Hier wird im weitesteten Sinne ein weltanschaulicher Hintergrund in das Üben eingetragen. Das Üben wird in einen übergeordneten Sinnzusammenhang gestellt, der einen neuen Blick auf die Natur, den Körper, Geist und Kosmos miteinschließt.

Der Soziologe Hartmut Rosa hat mit dem Konzept der »Resonanz« einen interessanten Rahmen geschaffen, innerhalb dessen diese Erfahrung beschrieben werden kann. Rosa nennt drei Resonanzebenen, die für die Beziehung des Menschen zur Welt wichtig sind: Die horizontale Achse beschreibt die Resonanz zwischen Menschen, die diagonale Achse die Resonanz zu Tätigkeiten und Dingen und die vertikale Achse ist bestimmt durch den Bezug zur Natur, zur Kunst, zur Geschichte und zur Religion.[11]

Diese drei Achsen finden sich im Üben des Qi Gong wieder: Die erste Achse in der Beziehung des Lernens, die zweite Achse in der Übung selbst, und die vertikale Achse bezeichnet die Beziehung zur Natur und zur Sinnstiftung.

Philosophisch gesehen könnte man mit dem Phänomen Qi auf folgende Weise umgehen, indem man an den vier philosophischen Grundfragen Immanuel Kants entlanggeht.

Die **erste** Frage Kants ist: Was kann ich erkennen?

Bezogen auf das Phänomen »Qi« könnte man antworten: Ich fühle eine Form von Kraft oder Energie im Körper, die sich mit rein analytischen Mitteln nicht messen lässt, die aber, auch nach logischen Regeln bedacht, im Körper postuliert werden kann. Weitergehend kommen bei dieser Frage auch die Sinne und die Sinneserfahrung ins Spiel. Mit unseren Sinnen nehmen wir die Welt wahr. Sinne vermitteln wiederum Gefühle und diese Gefühle sind wiederum ein Mittel der Welterkenntnis, also auch ein Mittel der Erkenntnis von »Qi«.

Die **zweite** Grundfrage Kants ist die Frage nach der Ethik: Was soll ich tun?

Wenn ich im Körper und in der Natur eine Grundenergie wahrnehmen kann, dann heißt dies, dass diese Energie für alle Lebewesen bedeutsam ist. In der Ethik Albert Schweitzers ist es zum Beispiel eine Naturbeobachtung, die ihn zur Formulierung seiner ethischen Grundthese angeregt hat: »Ich bin Leben, das leben will, inmitten von [anderem] Leben, das leben will.« Diese Erkenntnis führt zu der Einsicht, dass man mit jedwedem Leben fördernd und nicht zerstörend umgehen soll.

11 Vgl. Artikel: Wikipedia, Resonanz (soziologisch) abgerufen am 5.6.2021

Die **dritte** Grundfrage Kants lautet: Was darf ich hoffen?

Die Frage bezieht sich letztlich auf das Ziel meines Lebens, oder anders gesagt: Was ist ein für mich gelungenes, sinnerfülltes Leben? Kann das Üben von Qi Gong eine neue Wahrnehmung meiner Alltagswelt provozieren?

Wenn wir diesen Gedanken einmal durchspielen und von einer umfassenden Lebensenergie »Qi« ausgehen, könnte man mit einer Grunderfahrung des Übens beginnen: Das Qi fließt.

Dies erinnert wiederum an den antiken griechischen Philosophen Heraklit (ca. 520–460 v.Chr.), auf den das berühmte Wort »panta rhei – alles fließt« zurückgeführt wird. Heraklit hat seine philosophischen Ideen aus der Naturbeobachtung gewonnen und versucht, die Prinzipien der Natur in seine Lebensanschauung einzubinden. Fasziniert war er von dem Gedanken, dass die Veränderungen in der Natur auf den Konflikt ihrer gegenseitigen Kräfte zurückzuführen sind. Dieser Konflikt wiederum ist die Ursache für die ständige Verwandlung der Natur, es gibt nichts »Festes«. Aber, wenn es nichts »Festes« gibt, was steht dann hinter diesen Verwandlungsprozessen? Die Antwort, die Heraklit für sich gefunden hat, ist »Feuer«. Oder, wie der Philosoph Störig es genauer bezeichnet hat, ein »Urfeuer« im Sinne einer »Urenergie«. Diese Urenergie entfaltet sich ständig in die Vielheit der Welt und die Dynamik hinter diesem Phänomen ist die Einheit der Gegensätze, oder wie Störig es kurz zusammenfasst: »Alle Entwicklung geschieht im polaren Zusammenspiel gegensätzlicher Kräfte.«[12]

Wie gezeigt, lässt sich mit dem Begriff »Qi« und der »Qi-Erfahrung« im Ausüben von Qi Gong herrlich philosophieren, und dies beginnt schon mit der Idee von »Qi« als einer allesdurchdringenden Energieform. Und so fremd ist dieser Gedanke dem westlichen Weltbild nicht, wie man es am Beispiel Heraklits nachvollziehen kann.

## »Viriditas« und Qi – entfernte Verwandte?

Der lateinische Begriff »viriditas« hat in der esoterisch-spirituellen Szene und besonders unter den Hildegard von Bingen-Verehrerinnen und Verehren eine steile Karriere gemacht, bis hin zu der Behauptung, dass der Begriff »viriditas« von Hildegard von Bingen erfunden worden sei. So steht es zu mindestens

12 Störig, S.136

in der Wikipedia.[13] Das stimmt natürlich nicht, sondern es ist dem unreflektierten Wunschdenken der götzenhaften Verehrung der adeligen Äbtissin in bestimmten Kreisen geschuldet.

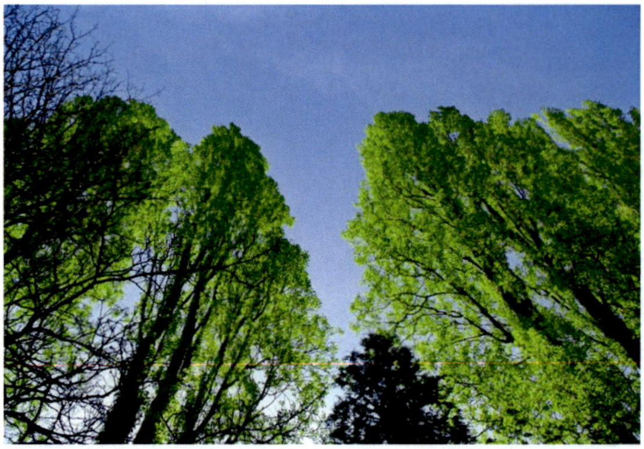

Der Begriff »viriditas« kommt bereits im klassischen Latein, so z.B. bei Cicero, vor. Neben der Bezeichnung für das Grün der Wiesen und der Parks wird er im übertragenen Sinne für die Jugendkraft, gerade auch für die erhaltene Jugendkraft oder besser »Frische« im Alter (Rüstigkeit) verwendet.

Im nachklassischen Latein kann es als »virido« die Bedeutung »grünen« annehmen. Das Wort »grünen« beschreibt einen Prozess: Das Grün-Werden der Natur steht für den Prozess des Neu-Werdens oder Lebendig-Werdens.

Im Wort »viriditas« schwingt somit eine Bewegung mit: frisch werden, lebendig werden, aufstreben, aufschießen.

Im mittelalterlichen Christentum hat der Begriff »viriditas« nicht nur bei Hildegard von Bingen, sondern vor allem bei Papst Gregor dem Großen Verwendung gefunden. Es ist davon auszugehen, dass Hildegard die Schriften Gregors kannte.

Viriditas erscheint im Mittelalter als ein Begriff, der die Beziehung des Menschen zu Gott beschreibt. Wer an die Erlösung durch Christus glaubt, der erhält viriditas als ein Wachsen im spirituellen Leben.[14]

Eine ansprechende Übersetzung findet sich z.B. bei Gottwein: »frische Lebenskraft«.[15]

13 Wikipedia, Art. Viriditas, abgerufen am 08.01.2021

14 Jones, A Theological Interpretation of ‚Viriditas' in Hildegard of Bingen and Greogory the Graet

15 Cicero, Lalius über die Freundschaft, Übersetzung nach W.M.Pahl bearbeitet von E.Gottwein. Vgl. auch die Wörterbücher: Gesner, Johann Matthias: Novus Linguae Et Eruditionis Romanae Thesaurus. – Leipzig, 1749 und Langenscheidts Großes Schulwörterbuch Lateinisch – Deutsch, 5

Im poetischen Bereich benutzt Jürgen Henkys das Bild von der »grünenden Frische« in seiner Übertragung des Liedes »Morning has broken« von Eleanor Farjeon:

»Sanft fallen Tropfen, sonnendurchleuchtet.
So lag auf erstem Gras erster Tau.
Dank für die Spuren Gottes im Garten,
grünende Frische, vollkommnes Blau.«[16]

Auch wenn Jürgen Henkys die Zusammenstellung »grünende Frische« gar nicht im Zusammenhang mit dem Wort »viriditas« benutzt, gibt es am besten den Vorstellungsinhalt und den Bedeutungsspielraum dessen wieder, was die alten Lateiner mit »viriditas« gemeint haben könnten.

Die »grünende Frische« ist in diesem Sinne verbunden mit dem Wirken Gottes in der Schöpfung:

»Sweet the rain's new fall,
Sunlit from heaven,
Like the first dewfall
On the first grass;
Praise for the sweetness,
Of the wet garden,
Sprung in completeness
Where His feet pass.«[17]

Auch in der christlichen Mystik wird der Begriff »grünend« gern verwendet. Der mittelalterliche Mystiker Meister Eckehart beschreibt das Wirken des Heiligen Geistes in der menschlichen als eine grünende und blühende Kraft: »Ich habe auch schon öfter gesagt, daß eine Kraft in der Seele ist, die weder Zeit noch Fleisch berührt; sie fließt aus dem Geiste und bleibt im Geiste und ist ganz und gar geistig. In dieser Kraft ist Gott so grünend und blühend in aller der Freude und in aller der Ehre, wie er in sich selbst ist.«[18]

Sich die Schöpfungskraft und die Erkenntniskraft Gottes als »gründende Frische« vorzustellen, ist ein schönes, kraftspendendes Bild. Ich denke, dass dieser Vorgang des »Kraftspendens« oder »Erfrischens« eine Affinität zu den Qi-Begriffen hat, wie sie sich in der chinesischen Kultur und Religion ausgeprägt haben.

---

16 Text: Jürgen Henkys (1987) 1990 nach dem englischen »Morning has broken« von Eleanor Farjeon vor 1933

17 www.oldpoetry.com/Eleanor_Farjeon/Morning_Has_Broken

18 Meister Eckehart, S. 161

## Dynamis: Die geheimnisvolle, heilende Kraft

Die Vorstellung einer heilenden, lebensspendenden Kraft ist auch dem biblischen Weltbild nicht fern. In einer Geschichte aus dem Neuen Testament wird dieser Aspekt besonders deutlich. Es ist die Wundergeschichte von der blutflüssigen Frau, die in den Evangelien verbunden ist mit der Geschichte von der Auferweckung von der Tochter des Jairus:

»Und es folgte ihm eine große Menge, und sie umdrängten ihn.[25]Und da war eine Frau, die hatte den Blutfluss seit zwölf Jahren[26] und hatte viel erlitten von vielen Ärzten und all ihr Gut dafür aufgewandt; und es hatte ihr nichts geholfen, sondern es war nur schlimmer geworden.[27] Da sie von Jesus gehört hatte, kam sie in der Menge von hinten heran und berührte sein Gewand.[28] Denn sie sagte sich: Wenn ich nur seine Kleider berühre, so werde ich gesund.[29] Und sogleich versiegte die Quelle ihres Blutes, und sie spürte es am Leibe, dass sie von ihrer Plage geheilt war.[30] Und Jesus spürte sogleich an sich selbst, dass eine Kraft von ihm ausgegangen war, wandte sich um in der Menge und sprach: Wer hat meine Kleider berührt?[31] Und seine Jünger sprachen zu ihm: Du siehst, dass dich die Menge umdrängt, und sprichst: Wer hat mich berührt?[32] Und er sah sich um nach der, die das getan hatte.[33] Die Frau aber fürchtete sich und zitterte, denn sie wusste, was an ihr geschehen war; sie kam und fiel vor ihm nieder und sagte ihm die ganze Wahrheit.[34] Er aber sprach zu ihr: Meine Tochter, dein Glaube hat dich gesund gemacht; geh hin in Frieden und sei gesund von deiner Plage!«

(Mk 5,24b–34, Luther 17)

Spannend ist hier das Wort »Kraft«, welches im Alt-Griechischen »dynamis« heißt. Die *dynamis*, die von Jesus ausgeht, scheint eine Art Eigenleben zu haben. Sie geht von Jesus aus, ohne dass er diese Kraft hätte kontrollieren können: Er bemerkte, dass die Kraft von ihm ausgegangen war, aber wusste bezeichnenderweise nicht, wohin – oder besser: zu wem.

Auf der anderen Seite entsteht sofort die Frage, warum all die anderen Menschen nicht auch diese Kraft gespürt haben oder warum sie nicht auf sie selbst übergesprungen ist. Denn schließlich war es eine »Menge«, die ihn umdrängt hatte.

Die nächste Überraschung ist, dass die erkrankte und dann genesene Frau sich fürchtete und zitterte, als glaubte sie, dass sie etwas Unrechtes getan hatte. Die Antwort Jesu auf ihr Eingeständnis »dein Glaube hat dich gesund gemacht« ist im Blick auf die geheimnisvolle Kraft bezeichnend: Die Kraft wirkte nicht aus sich selbst, sondern es war allein der Glaube der Geheilten, der diese Kraft aktivierte: »Wenn ich nur seine Kleider berühre, so werde ich gesund.«

Dieser Glaube führt zu dem wechselseitigen Prozess, in welchem die Frau spürt, dass sie die Kraft empfängt, während Jesus spürt, dass er sie abgibt.

Susanne Luther schildert eindrücklich den zeitgeschichtlichen Hintergrund der Dynamis-Vorstellung: »Die neutestamentlichen Schriften entstehen in einer Zeit, in der jedem Teil der Wirklichkeit, irdisch oder transzendent, tote Materie oder lebendiges Wesen, ein spezifisches Maß an Dynamis zugemessen wurde. [...] Als gemeinsame antike Grundlage jeder Kraftvorstellung kann die Überzeugung gelten, dass Dynamis im göttlichen Bereich konzentriert vorhanden sei [...].[19]

Es ist immer schwierig, Weltbilder aus verschiedenen Kulturen und Epochen miteinander zu vergleichen, spannend ist jedoch, dass die Vorstellung einer übergreifenden Lebensenergie, die eine lebensspendende, heilende Kraft beinhaltet, kultur- und zeitübergreifend zu sein scheint. Vielleicht liegt dem Gedanken einer *dynamis* eine gemeinsame Erfahrung dieser lebensspendenden Kraft zugrunde, deren Interpretation in der jeweiligen Kultur oder Religion eigene Facetten bekommt.

## Praktische Übung: »Den Morgentau schöpfen«

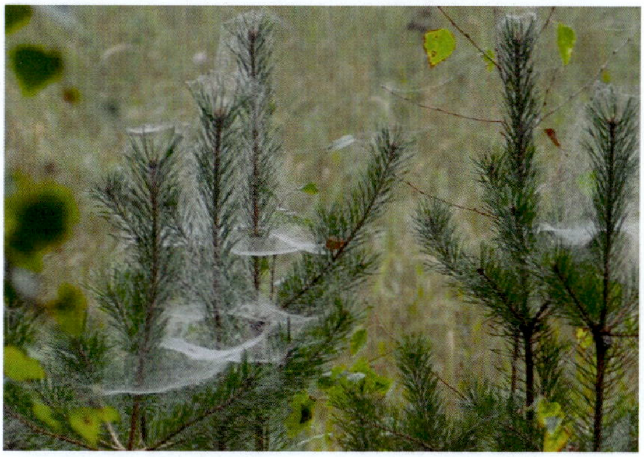

Sie stehen gerade und aufgerichtet, die Knie sind locker und leicht gebeugt.

Die Arme hängen entspannt neben dem Körper herab, die Handinnenflächen zeigen zu den Beinen, die Finger sind in ihrer natürlichen Haltung.

Jetzt drehen Sie die Innenfläche der rechten Hand nach vorn und bilden die Hand zu einer leichten »Schöpfkelle«.

Die linke Hand dreht zur gleichen Zeit nach hinten.

Nun lassen Sie den rechten Arm nach vorn aufsteigen, so als wollten Sie den »Morgentau« schöpfen. Der linke Arm schwingt gleichzeitig nach hinten.

19 Luther, Susanne, Art. Dynamis,

Beide Arme schwingen in etwa bis Schulterhöhe, dann drehen Sie die Handflächen und lassen die Arme nach unten sinken.

Wenn Sie in der Höhe der Beine angekommen sind, lassen Sie den linken Arm weiter nach vorn oben und den rechten Arm weiter nach hinten oben schwingen.

Ganz wichtig: Nehmen Sie beim Schwingen die Hüfte mit – wenn der rechte Arm nach vorn schwingt, geht die Hüfte leicht nach vorne rechts mit, bei der Bewegung des linken Arms nach vorne links. Die Knie knicken dabei jeweils auch leicht ein.

Wiederholen Sie die Übung einige Male bis Sie im »Fluss« sind!

Der Morgentau ist ein Symbol für die frische, unverbrauchte Lebensenergie.

Das Vorstellungsbild leitet dazu an, diese frische Energie in sich aufzunehmen.

## Qi in den Religionen Chinas: Konfuzianismus

Die Einbettung des Qi Gong in ein religiöses Denken führt gleichzeitig zu den Ursprüngen der Qi-Vorstellung in den chinesischen Religionen. Als ursprünglich chinesische Religionen gelten der Konfuzianismus und der Daoismus.

Wenn man die beiden Religionen aufs kürzeste charakterisieren möchte, dann kann man sagen, dass der Konfuzianismus sehr stark auf einer Ethik der Pflicht basiert. Die Konfuzianer haben von daher auch den Spitznamen als »die Preußen Asiens« bekommen. Der Daoismus ist hingegen eine Religion, die durch die Mystik und ein Leben in innerer Wahrnehmung geprägt ist.

Beginnen wir mit einem Beispiel der Qi-Vorstellung im Konfuzianismus:

»Der Wille ist der Leiter der Lebenskraft, die Lebenskraft durchdringt den Leib. Der Wille setzt das Ziel, die Lebenskraft folge nach. Darum heißt es: ›Mache deinen Willen fest und schone deine Lebenskraft.‹«

Der Schüler sprach: »Wie sind die beiden Sätze: ›Der Wille setze das Ziel, die Lebenskraft folge nach‹ und ›Mache deinen Willen fest und schone deine Lebenskraft‹ zu vereinigen?«

Mong Dsi` sprach: »Ist der Wille gesammelt, so bewegt er die Lebenskraft. Ist die Lebenskraft gesammelt, so bewegt sie ihrerseits den Willen. Laufen ist eine Äußerung der Lebenskraft, aber es wirkt zurück und erregt das Gemüt.«

Im Konfuzianismus ist Qi ein selbstverständliches Element der Philosophie und der Weltanschauung. Bei dem Neokonfuzianer Zhu Shi (1130–1200) ist die physische Welt durch Kondensation des »Qi« durch das Ordnungsprinzip »Li« geordnet. Oder anders gesagt: Qi ist das Rohmaterial, »Li« ordnet es sinnvoll an.[20]

Das Besondere in der konfuzianischen Qi-Vorstellung ist, dass sie stets verbunden ist mit Ethik und Moral. Die Beherrschung des Qi führt unweigerlich zu der ethischen Verpflichtung, mit der Gesellschaft in Einklang zu leben. Der Wille führt die Lebenskraft und der Wille und die Lebenskraft sind unweigerlich verbunden mit der moralischen Dimension des Lebens.[21]

## Qi in den Religionen Chinas: Daoismus

Im Daoismus hingegen steht Qi als schöpferische Kraft im Vordergrund. Ausschlaggebend ist an dieser Stelle das 42. Kapitel des Tao Te King des Lao Tse (604–531? v.Chr.):

> »Der *Sinn* erzeugt die Eins.
> Die Eins erzeugt die Zwei.
> Die Zwei erzeugt die Drei.
> Die Drei erzeugt alle Dinge.
> Alle Dinge haben im Rücken das Dunkle
> und streben nach dem Licht,
> und die strömende Kraft gibt ihnen Harmonie.«[22]

Aus dem Dao (Sinn) entstehen Yin (Schwäche, dunkel) und Yang (Stärke, hell), aus dem Yin und Yang entstehen alle Dinge der Welt, die einen Yin-Aspekt (das Dunkle) und einen Yang-Aspekt (das Helle) in sich tragen. Das Qi entsteht demnach aus dem Ursprung, die Harmonie zwischen Yin und Yang entsteht durch die strömende Kraft (Chong-Qi).

»Diese Entwicklungskette, die vom Tao zum Qi, von dort zum Menschen und danach durch das Qi wieder zum Tao führt, zeigt den Kreislauf des Universums in perfekter Harmonie.«[23]

---

20 Riegel, S.28–30

21 Yang, The-Za, S.53 ff.

22 Übersetzung nach Richard Wilhelm, zitiert nach www.projekt-gutenberg.org/wilhelm/taotekin/chap043.html

23 Yang, The-Za, S.63

Diese perfekte Harmonie erlangt der Mensch am besten in einem genügsamen, abgeschiedenen Leben. Alles, was der Mensch braucht, ist ein Leben nach den Prinzipen der Natur.
Aus diesen kurzen Gedanken aus Konfuzianismus und Daoismus wird deutlich, dass die Vorstellung des Qis ihren Ursprung in der Schöpfungslehre hat. Qi ist mehr als Energie oder Materie. Es gibt der Schöpfung eine Form und einen Sinn, der das menschliche Leben strukturieren soll.

Doch letztlich bleibt das Dao geheimnisvoll und unverfügbar:

»Bewegung und Ruhe haben keinen Anfang; *yin* und *yang* haben keinen Beginn. Wie aber sollen diejenigen, die nichts von *dao* verstehen, das erkennen können?«[24]

## Ist Qi Gong selbst eine Religion?

Nein. Qi Gong stammt zwar aus einem religiösen Kontext des Daoismus, Konfuzianismus und Buddhismus, aber grundsätzlich ist es per se keine Religion.

Warum ist das so? Unter den vielen Definitionen, die es zur Religion gibt, ist die von Martin Riesebrodt eine der prägnantesten: »Um als religiös zu gelten, müssen Praktiken an übermenschliche Mächte gerichtet sein und deren Existenz affirmieren.«[25]

Wenn also das »Qi« als Gott oder Göttin oder übermenschliches Etwas angebetet und durch Qi Gong-Übungen versucht wird, das göttliche Qi zu manipulieren, dann ist es tatsächlich eine religiöse Praxis. Die symbolische Repräsentation kann auch eine religiöse Komponente annehmen, wenn ein Bezug zu einer wie auch immer gearteten Transzendenz (Überweltlichem) aufgebaut wird.

Allerdings ist nicht jede Transzendenzerfahrung gleich positiv zu bewerten. Die Suche oder bisweilen auch die Sucht nach überweltlichen Erfahrungen kann insbesondere unerfahrene Menschen in Krisen stürzen, die zu echten psychischen Störungen führen können. Nur weil etwas als »spirituell« bezeichnet wird, heißt das noch lange nicht, dass es auch gut und heilsam für die Psyche ist.[26]

Qi Gong wird auch dann religiös, wenn die Qi Gong-Lehrerin oder der Qi Gong-Lehrer sich selbst als eine Art Gott zelebriert und sich von seinen Schülerinnen und Schülern anbeten lässt. In verschiedenen Abstufungen

24 Jinsilu, S.17

25 Riesebrodt, S.142

26 Vgl. hierzu Scharfetter, Der spirituelle Weg und seine Gefahren, 1999

findet man immer wieder solche Gruppen. Im Interesse der eigenen seelischen Gesundheit sollte man sich von solchen Leuten fernhalten. Denn solche »Meister« unterrichten kein ernsthaftes Qi Gong, sondern sie wollen nur die Bewunderung ihrer eigenen Person. Am leichtesten kann man diese Leute übrigens daran erkennen, dass sie ihre Form des Qi Gong als die »einzig wahre« Form verkaufen.

Von daher ist es gut, mit einer gewissen Nüchternheit an das Qi heranzugehen und sich nicht durch irgendwelche charismatischen Meisterinnen und Meister den Verstand vernebeln zu lassen.

Wenn hingegen das Ausüben von Qi Gong nicht an göttliche oder spirituelle Qi-Mächte gerichtet ist und deren Existenz bejaht, dann ist Qi Gong keine Religion.

Das Phänomen »Qi« bezeichnet zuerst eine Art der Körpererfahrung, mehr nicht. Aber Qi Gong ist nicht von sich aus religiös, außer man macht es dazu.

# Teil 2

# Auf Herz und Nieren: Die Erfahrung des Leibes in den Psalmen und im Qi Gong

»Denn ein menschliches Herz ist wie ein Schiff auf einem wilden Meer, welches die Sturmwinde von den vier Orten der Welt treiben. Von hier kommt die Furcht und die Sorge vor zukünftigen Unfall. Dort kommt das Grämen her und die Traurigkeit von gegenwärtigem Übel. Hier entstehen die Hoffnung und Vermessenheit von zukünftigem Glück. Von dort her bläst Sicherheit und Freude an gegenwärtigen Gütern. Solche Sturmwinde lehren aber mit Ernst zu reden und das Herz zu öffnen und den Grund herauszubringen. Denn wer in Furcht und Not steckt, redet ganz anders vom Leid als der, der in Freuden steckt. Und wer in Freuden schwebt, der redet und singt anders von den Freuden, als der, der in Furcht steckt. Es kommt nicht von Herzen, so sagt man, wenn ein Trauriger lachen oder ein Fröhlicher weinen soll, das heißt, dass sein Herzensgrund nicht geöffnet und sichtbar ist.«[27]

In der »Vorrede zu den Psalmen« hat Martin Luther diesen wunderbaren Text über das menschliche Herz geschrieben. Das menschliche Herz ist wie ein Schiff auf dem wilden Meer – beim Lesen dieser Verse steigt unwillkürlich das Bild vor dem inneren Auge auf, wie das schwache, menschliche Herz auf dem wilden Ozean hin und her geschüttelt wird. Furcht, Sorge, Ohnmacht, Hoffnung und auch Verzweiflung sind Teil des menschlichen Lebens.

»Das Herz öffnen« ist für Luther der Weg, um mit diesen Sturmwinden des Lebens umzugehen. Denn das Herz kann sich nicht verstellen. Ein trauriges Herz kann nicht so tun, als wäre es fröhlich, und ein fröhliches Herz kann keine Traurigkeit simulieren.

Der »Herzens-Grund« als Symbol für das Innerste des Menschen lässt sich nicht manipulieren. Das »Organ Herz« konnte eine derartig herausgehobene Stellung im menschlichen Bewusstsein einnehmen, weil das Herz uns in seiner Funktion ständig begleitet und äußere Faktoren wie Stress oder Freude sich im Herzschlag sofort bemerkbar machen. Das Herz wurde so im Lauf der Geschichte zum Symbol für das Innerste des Menschen, in körperlicher wie psychischer Hinsicht.

Die physischen Funktionen des Herzens, gerade im Blick auf Krankheiten, waren schon den alten Ägyptern bekannt. Daneben war im alten Ägypten das Herz der Sitz des Verstandes, des Denkens, des Überlegens und des Gedächtnisses. Das Gehirn hingegen, dem wir heute diese Funktionen zuschreiben, spielte als Kontrollorgan keine Rolle. Bei der Mumifizierung eines Leichnams wurde es einfach zerstört, ganz im Gegensatz zum Herzen.

---

27 http://www.zeno.org/Literatur/M/Luther,+Martin/Luther-Bibel+1545/Das+Alte+Testament/Der+Psalter/Luthers+Vorrede+auf+den+Psalter, angepasst an das heutige Deutsch durch C.Hellmann

Auch im alten Israel nimmt das Herz als Symbol eine Sonderstellung ein. Das Herz ist in der hebräischen Bibel, dem Alten Testament, wie im alten ägyptischen Reich aber nicht zuerst der Sitz der Gefühle oder gar der Liebe, sondern es ist vor allem der Sitz des Verstandes und der Vernunft. Das ist ungewöhnlich für das europäische Sprachgefühl, denn Herz und Vernunft sind hier eher gegenteilig.

Nach dem 5. Buch Mose 29,3 hat der Mensch Augen, um zu sehen, Ohren um zu hören und ein Herz, um zu verstehen. »Herzlosigkeit« wird hingegen als Dummheit angesehen. Daher soll man sich die Worte Gottes »zu Herzen zu nehmen« und sie »beherzigen«.

Ist die Vorstellung vom Herz auch heute noch gut nachvollziehbar, so ist es mit einem anderen inneren Organ schon schwieriger: Die Redewendung »auf Herz und Nieren« prüfen ist zwar heute noch geläufig, aber die Funktion der »Niere« in dieser Redewendung bleibt dunkel. Ihre Bedeutung erschließt sich wiederum aus dem Alten Testament:

»Du prüfst Herz und Nieren, gerechter Gott.« (Psalm 7,11).

Die Nieren sind im alten Israel der Sitz des Empfindens und des Gewissens. Wenn Gott also Herz und Nieren prüft, prüft er sozusagen den ganzen Menschen in seinem Denken und in seinem Fühlen. Den Nachklang dieser Vorstellung der Nieren als Sitz des Gefühls kennen wir in der Redewendung »das geht mir an die Nieren«.

Darüber hinaus spielen die Nieren sogar bei der Schöpfung des Menschen eine große Rolle:

> »[13]Denn du bist es, der meine Nieren geschaffen,
> der mich im Leib meiner Mutter gewoben hat.
> [14]Ich preise dich, dass ich so herrlich, so wunderbar geschaffen bin;
> wunderbar sind deine Werke,
> meine Seele weiß dies wohl.«
>
> (Psalm 139)

Interessant ist in Vers 14 auch die Übersetzung des Wortes »näfäsch« für »Seele«. Das Wort »näfäsch« geht zurück auf das Wort »Kehle« und kann übersetzt werden mit »Hauch, Atem«, aber auch mit demjenigen, was ein Körperwesen (Mensch oder Tier) zu einem lebendigen Wesen macht: Die Seele. »Träger« der Seele ist übrigens das Blut des Lebewesens.[28] Eine Assoziation hierzu ist die chinesische Vorstellung, dass das Blut Träger des Qi ist.

28 Gesenius, S.514

Den Zusammenhang zwischen Kehle-Leben-Seele kennen wir ebenso aus Redewendungen: »Das Wasser steht mir bis an die Kehle«, »da schnürt es sich mir die Kehle zu« aber auch: »Aus voller Kehle singen«.

In den Psalmen finden sich viele Bilder und Vorstellungen, die einen unmittelbaren Kontakt zwischen dem körperlichen und psychischen Empfinden wie dem leiblichen und seelischen Wohlergehen verknüpfen. Im Psalmgebet werden diese Vorstellungen visualisiert und so für die leibliche und seelische Gesundung fruchtbar gemacht.

Der Effekt der gegenseitigen Beeinflussung von Körper und Geist durch die Vorstellungskraft wird in gleicher Weise im Qi Gong genutzt. Hier wird dieses Phänomen »yishou« genannt, nämlich die Möglichkeit, durch die Vorstellungskraft des Geistes das Qi im Körper zu lenken und positiv einzusetzen.

## Den Raum weiten, die Knöchel stärken

»Weiten Raum schaffst du meinem Schritt, und meine Knöchel wanken nicht.« Das Gegenteil dieser Aussage aus Psalm 18,37 will niemand haben: Einen engen Raum und wankende Knöchel. Man kann sich also sehr gut in die Situation des Psalmbeters hineinversetzten. Stress mit allen seinen Begleiterscheinungen wird oft als »Enge« wahrgenommen. Der Blick wird zum Tunnelblick, es bleibt einem die Luft weg und man bekommt »weiche Knie«, das Pendant zu »wankenden Knöcheln«. Dagegen hilft es, einen festen Standpunkt einzunehmen und nicht auf »tönernen Füßen« zu stehen. (Daniel 2,1)

Im Qi Gong ist die Vorstellung des »Weitens« in vielen Übungen gängig. So kann der Blick bewusst geweitet werden, man kann sich um die Füße herum einen weiten Raum imaginieren und Weite in vielen dehnenden Bewegungen der Arme und der Schultern erfahren.

In gleicher Weise ist Standfestigkeit ein Bild, welches in vielen Übungen vorgegeben wird. »Schwer wie ein Fels, leicht wie der Bambus« ist ein Symbol, welches den Idealfall beschreibt. Eine interessante Beobachtung wird in diesem Bild festgehalten: Stärke, Festigkeit und Schwere brauchen als Gegengewicht das Leichte, Unbeschwerte, sonst wird es zur Starrheit, und was starr ist, bricht leicht. Man kann es auch mit der alten Handwerkerweisheit bezüglich des Festdrehens von Schrauben beschreiben: fest, ganz fest, kaputt.

»Leichtigkeit« und »Biegsamkeit« sind jedoch auch keine Werte an sich. Was nur leicht ist, kann leicht wegfliegen, und nach der Biegsamkeit kommt die Schlaffheit. Ein ausgeleiertes Gummiband erfüllt eben nicht mehr seinen Zweck.

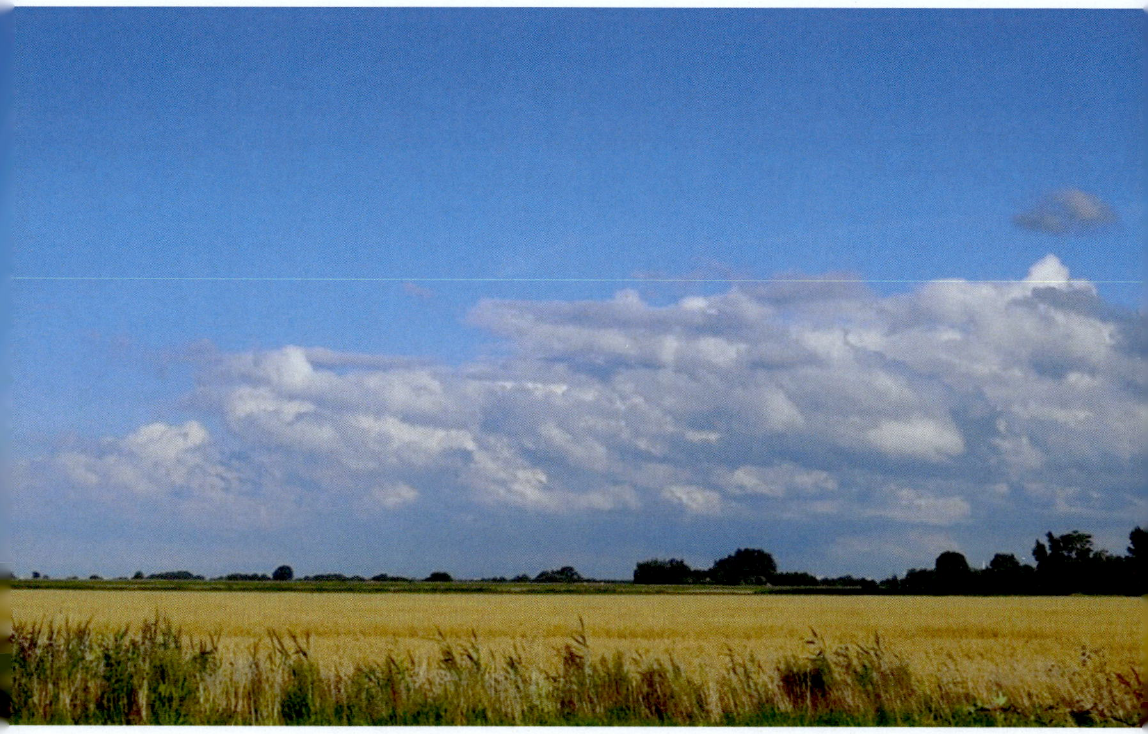

## Praktische Übungen: Den Geist weiten

Stellen Sie sich in den schulterbreiten Stand, die Knie sind gleich eingeknickt, die Hände liegen locker vor dem Unterbauch, die Wirbelsäule ist aufgerichtet.

Schließen Sie die Augen und sehen Sie vor Ihrem »inneren Auge« eine weite Landschaft. Genießen Sie einen Moment dieses innere Bild.

Lassen Sie nun die Arme nach unten sinken. Dann lassen Sie die Arme an der Seite des Körpers nach oben bis in die Höhe der Schultern aufsteigen. Richten Sie nun Ihre Hände auf, so dass die Fingerspitzen nach oben zeigen.

Genießen Sie einen Augenblick diese Haltung. Lösen Sie die Handgelenke und lassen Sie nun die Arme wieder nach unten sinken. Wenn Sie an den Beinen angekommen sind, lassen Sie beide Arme nach vorn bis in Schulterhöhe aufsteigen. Richten Sie die Hände wieder auf, so dass die Fingerspitzen nach oben zeigen. Halten Sie einen Moment diese Position und lösen Sie dann wieder Handgelenke. Lassen Sie die Arme wieder nach unten sinken. Wiederholen Sie diesen Zyklus 3-mal.

Nach dem 3. Mal lassen Sie die Hände vor dem Unterbauch ruhen.

### *Die Fußgelenke drehen*

Heben Sie nun das linke Bein einige Zentimeter vom Boden und balancieren Sie auf dem anderen Bein. Wenn das noch nicht so gut klappt, stützen Sie sich mit einer Hand ab.

Lassen Sie den Fuß locker hängen und beginnen Sie den Fuß 10-mal zu drehen, erst in die eine Richtung, dann in die andere Richtung.

Danach wiederholen Sie die Übung auf dem anderen Bein stehend.

### *Nach vorn und hinten pendeln*

Stellen Sie die Füße nun etwas weiter als schulterbreit auseinander. Stellen Sie sich nun vor, wie um Ihre Füße herum ein weiter, sicherer, fester Raum entsteht.

Die Übung ist recht einfach:

Die Füße bleiben fest am Boden.

Der Oberkörper pendelt leicht nach vorn, wobei von den Beinen aufwärts eine gute Spannung im Körper ist:

Der Drehpunkt der Pendelbewegung sind die Knöchel, der Oberkörper bleibt gerade.

Dann lassen Sie den Körper wieder in die Ausgangsposition zurückschwingen.

Jetzt pendelt der Körper leicht nach hinten und dann langsam wieder in die Ausgangsposition zurück.

Wiederholen Sie diese Übung einige Male.

### *Unten schwer, oben leicht*

Stellen Sie sich nun vor, wie der Unterkörper schwer, stabil und fest wie ein Fels wird, der Oberkörper hingegen wird leicht und beweglich wie der Bambus.

Genießen Sie einen Moment dieses Gefühl der Festigkeit im unteren Bereich bei gleichzeitiger Leichtigkeit im oberen Bereich. Denken Sie nun beim Einatmen die Worte »Stark wie ein Fels« und beim Ausatmen die Worte »Leicht wie der Bambus«.

Wiederholen Sie diese Vorstellung einige Male. Diese Übung können Sie gegebenenfalls auch im Sitzen durchführen.

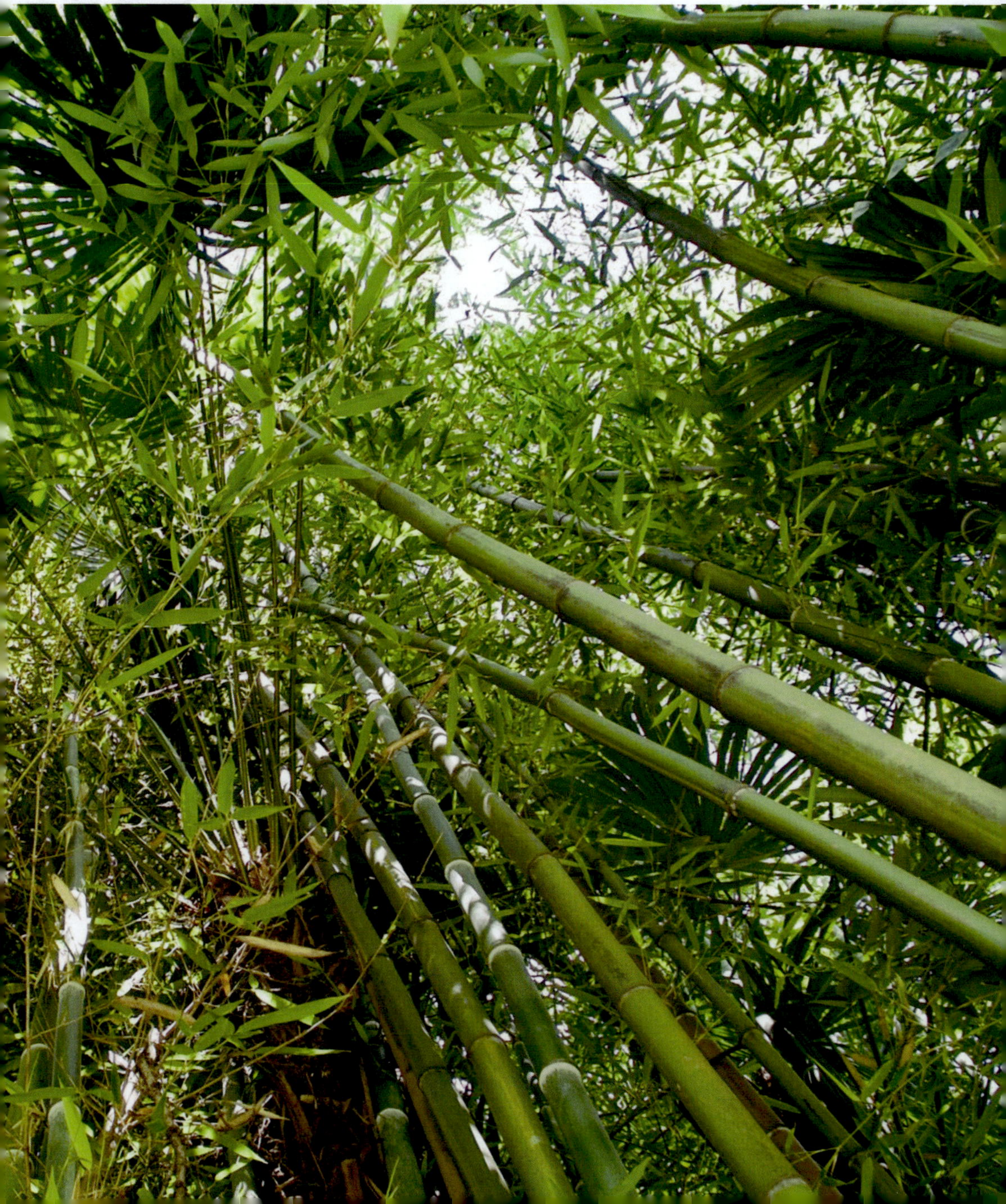

## Mit Kraft umgürtet

»Gott ist es, der mich mit Kraft umgürtet und meinen Weg vollkommen macht.« (Psalm 18,33): Auch der Gürtel als ein Kleidungsaccessoire kann zu einem Bild der Vorstellungskraft werden. Im Westen ist eher das Wort »den Gürtel enger schnallen« bekannt, aber im älteren Sprachgebrauch gibt es durchaus das »sich gürten« als Bild für »sich bereitmachen« oder »gegürtet sein« für gewappnet, vorbereitet sein. Der Gürtel umschließt die Mitte des Körpers, hält die Kleidung zusammen und vermittelt das Gefühl für die Mitte des Körpers. Die Gürtelleitbahn Dai Mai verläuft dementsprechend horizontal um den Körper herum und teilt den Körper in »oben« und »unten«.

In seiner Betrachtung zur Gürtelleitbahn betont Johann Bölts[29], dass die Gürtelleitbahn für das regelmäßige Steigen und Sinken des Qis im Körper zuständig ist. Wird diese Regulation gestört, führt dies zu einer Schwächung der gesamten Konstitution des Menschen. Die Störung der Leitbahn kann sich durch eine »Überspannung« auf der einen und eine »Schlaffheit« auf der anderen Seite zeigen. Beide Störungen gehen wieder zurück auf eine zu starke Belastung im psychischen und im physischen Bereich. Die Aufgabe der Leitbahn besteht weiterhin darin, den Menschen »in der Mitte« zu halten, in dem das Ursprungs-Qi in die Leitbahn geführt wird und so die notwendige Kraft bereitstellt. Das Ursprungs-Qi gehört zu der Qi-Art im Körper, die sich im Laufe des Lebens verbraucht und nicht wieder aufgefüllt werden kann. Es geht also darum, den Verbrauch des wertvollen Qis zu verlangsamen, um zu einer ausgewogenen Stärkung der belasteten Leitbahn zu gelangen.

Die Bedeutung dieser Körperregion wird ebenso in der Kampfkunst betont, denn diese Region ist faktisch der Ort, an welchem die Kraft gesammelt ist.

»Setze deine Hüfte richtig ein, dann wirst du stärker!«[30] Diese Mahnung vom Taekwondo-Großmeister Young-Hee Kim aus Gelsenkirchen beschreibt sehr treffend die Möglichkeiten dieses Körperbereichs. Großmeister Kim erläutert, dass die alten Lehrer des Taekwondo als wesentliches Merkmal dieser Kampfkunst die »Zentralisierung der ganzen Kraft aus der leibseelischen Einheit« betonten. Nur durch das Medium unserer inneren Kraft könne man das wesentliche Moment des Taekwondos erkennen. Es gehe darum, die Kraft aus dem Körper »auszubringen, herauszuziehen«, wobei der richtige Einsatz der Hüfte ausschlaggebend sei. Großmeister Kim nennt es selbst eine »mysteriöse Ermahnung«, deren Bedeutung sich nur im intuitiven Erkennen und in der persönlichen Erfahrung erschließe.

29 Bölts, 2008. Hier findet sich auch eine Beschreibung der Dai Mai-Übung
30 Ildo.org, abger. am 23.01.2021

In diesem Sinne ist der Bereich der Gürtelleitbahn tatsächlich das »Kraftzentrum« des Körpers, welches ständig gepflegt werden muss.

Die Erfahrung des Psalmbeters spiegelt diese Erfahrung wider. Ein schöner Gedanke.

## Praktische Übungen: Die Mitte stärken

*Die Hüften drehen*
Legen Sie die Hände in die Seiten, etwa in der Höhe der Taille. Die Daumen zeigen nach vorn, die Fingerspitzen nach hinten. Beginnen Sie nun locker mit den Hüften zu kreisen. Der Kopf bewegt sich nicht mit, die Füße stehen fest auf dem Boden. Lassen Sie Hüften 30-mal in die eine Richtung und dann 30-mal in die andere Richtung kreisen.

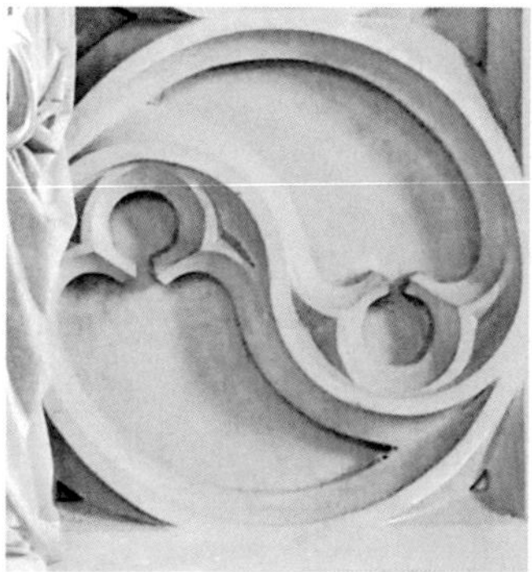

*Den Körper nach rechts und links dehnen*
Die Füße stehen etwa schulterbreit auseinander. Verschränken Sie die Finger ineinander und lassen Sie die Arme vor dem Körper aufsteigen. In der Höhe der Brust drehen Sie die Hände, so dass die Handinnenflächen nach oben zeigen. Lassen Sie die Hände weiter nach oben steigen, bis die Arme über dem Kopf angekommen sind. Kippen Sie nun den gesamten Oberkörper nach rechts und dann langsam zurück bis zur linken Seite. An der Seite des Rumpfes sollte eine leichte Spannung spürbar sein.

Wiederholen Sie diese Pendelbewegung 10-mal zu jeder Seite.

Menschen mit Bluthochdruck heben bitte die Arme nicht über den Kopf.

*Massage der Gürtelleitbahn*
Legen Sie die Hände mit den Fingerspitzen nach vorn in die Seite, unterhalb der Rippen. Führen Sie nun die Hände mit einem leichten Druck am Körper nach vorn. Wenn Sie in der Mitte des Körpers angekommen sind, lassen Sie die Hände übereinander gleiten. Massieren Sie nun über den Bauch nach unten bis etwa zur Höhe des Bauchnabels. Ziehen Sie die Hände nun wieder auseinander und massieren sie in der Höhe des Gürtels mit den Händen nach hinten auf

den Rücken. Lassen Sie die Hände am Rücken ein wenig aufsteigen und führen sie die Hände wieder nach vorn in die Ausgangsposition.

Wiederholen Sie diese Übung 10-mal in die eine Richtung und dann 10-mal in die andere Richtung, also vorn nach unten und hinten nach oben, dann vorn nach oben und hinten nach unten.

## Die Tiefen der Erde und die Gipfel der Berge – Psalm 95,4–5

»Denn in seiner Hand sind die Tiefen der Erde, und die Höhen der Berge sind auch sein.«

Die Tiefen der Erde und die Höhen der Berge – in diesem Psalm sind damit erst einmal ganz praktisch die Landschaftsverhältnisse in Israel gemeint: Die »Tiefen der Erde« bezeichnen das Tote Meer, welches immerhin 400 Meter unter dem Meeresspiegel liegt und mit den »Höhen der Berge« ist wahrscheinlich der Zionsberg in Jerusalem gemeint. Im Zusammenhang des 95. Psalms wird hier die Größe der Schöpfungskraft Gottes und die Fürsorge Gottes für seine Schöpfung besungen. »In seiner Hand« meint, dass nichts außerhalb der Reichweite Gottes liegt und darum durch das Bild des Psalms das Gefühl der Geborgenheit in der Schöpfung vermittelt wird.

Mit »Höhe« und »Tiefe« haben wir es hier mit einer vertikalen Achse der Welterfahrung zu tun. Höhe und Tiefe können durchaus negative Assoziationen vermitteln – außer man ist Extrembergsteiger oder Tiefseetaucher. Aber gerade Taucher und Bergsteiger wissen um die Gefahren dieser extremen Orte.

Die positiven Bilder dieses Verses entstehen durch den Gedanken des Eingebunden-Seins des Menschen in der Schöpfung – Höhen und Tiefen begrenzen das Menschsein, und im Anerkennen dieser Grenzen erfährt sich der Mensch als Wesen in der Natur.

## Praktische Übung: »Den Berg schieben«

Sie stehen in der geschlossenen Position, die Hände liegen übereinander auf dem Unterbauch.

Machen Sie jetzt mit dem linken Bein einen weiteren leichten Schritt zur Seite und lösen Sie die Hände, so dass die Arme an der Seite der Beine zur Ruhe kommen.

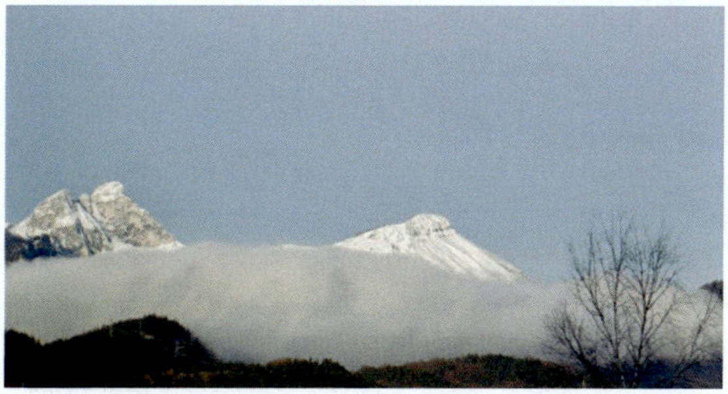

Machen Sie nun mit dem linken Bein einen leichten Schritt nach schräg vorne links. Der rechte Fuß bleibt stehen und zeigt weiter nach vorn, der linke Fuß steht nun in einem Winkel von etwa 45 Grad zum rechten Fuß und zeigt zur Seite. Gleichzeitig heben Sie die Hände an und lassen sie bis zur Höhe des Brustbeins aufsteigen. Knicken Sie nun das Handgelenk nach oben ab, so dass die Innenflächen der Hände nach vorn zeigen. Die Finger bleiben in ihrer natürlichen Haltung. Daumen und Zeigefinger der Hände bilden ein Dreieck.

Schieben Sie nun die Hände nach vorn, so als wollten Sie einen Berg wegschieben. Die Bewegung wird aber nicht nur mit den Armen ausgeführt, sondern der ganze Körper schwingt nach vorn, lediglich die Füße bleiben fest stehen. Achten Sie darauf, dass das linke Knie in der Vorwärtsbewegung nicht über die linke Fußspitze herausragt.

Wenn Sie am Ende der Bewegung angekommen sind, drehen Sie die Hände so, dass die Handflächen mit der Innenseite nach oben zeigen und schwingen Sie wieder zurück.

Wiederholen Sie diese Bewegung 10-mal und setzen Sie beim letzten Mal den Fuß wieder in die Ausgangsposition und dann in die geschlossene Position zurück.

Nun führen Sie diese Übung 10-mal zur rechten Seite aus.

## Erde und Himmel

Wie in dem Vorstellungsbild von den Tiefen der Meere und den Gipfeln der Berge ist in analoger Weise der Gedanke vom Eingebunden-Sein in die Schöpfung in den vielen Varianten der Qi Gong-Übung vertreten, die den Titel »Erde und Himmel verbinden« tragen. Der über die materielle Welt hinausgehende Aspekt der menschlichen Welterfahrung springt in dieser Konstellation besonders ins Auge: Der Mensch ist ein Wesen in der Natur, er erfährt durch seine Sinne und durch sein Denken die Gegensätze von »Erde« und »Himmel« und versucht, diese Gegensätze zu »verbinden« und zu erklären.

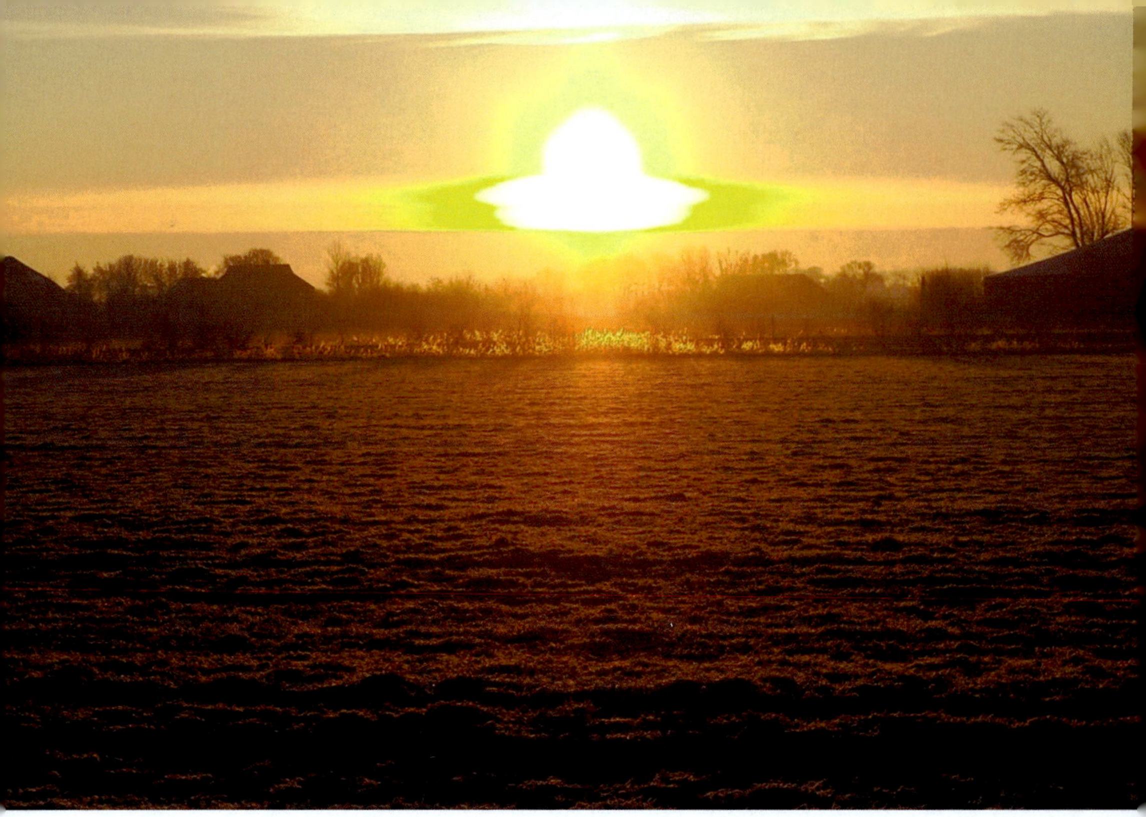

In den Psalmen finden sich selbstverständlich ähnliche Bilder:

> »Der Himmel ist der Himmel des Herrn, die Erde aber hat er den Menschen gegeben.«
>
> (Psalm 115,16)

Wenn man dieses Bild rein von seiner Symbolik her versteht, dann steht die Erde für den Lebens- und Erfahrungsraum des Menschen, der Himmel aber für den Ort der Erfahrung Gottes. Im Englischen gibt es die interessante Unterscheidung von »heaven« und »sky«. »Heaven« meint als Himmel den spirituellen Ort oder den Herrschaftsbereich Gottes, »sky« den natürlichen, physischen Himmel. Vor dem Hintergrund des chinesischen Denkens ist die Erde »yin« und der Himmel »yang«. Die Verbindung von yin und yang, des passiven und des aktiven Prinzips, führt zum harmonischen Ausgleich der beiden Energien. Was an dieser Dualität faszinierend ist, das ist die Bewertung des Menschen als ein Geschöpf zwischen Himmel und Erde. Der Mensch ist in der Erde verwurzelt, aber er hat einen Bezug zum »Himmel« – diese Vorstellung ist beiden Systemen gemeinsam. Der Mensch ist ein auf den Himmel bezogenes Wesen, was ihm eine Stellung in der kosmischen Ordnung gibt – oder besser – ihn darin aufgehoben sieht.

## Praktische Übung: Erde und Himmel verbinden

Stellen Sie sich in eine schulterbreite Position, die Hände liegen locker vor dem Unterbauch. Lassen Sie nun die Hände zur Seite sinken. Drehen Sie die Hände nun so, dass die Innenseite der Hand nach hinten und die Außenseite der Hand nach vorn zeigt. Rollen Sie jetzt den Mittelfinger, Ringfinger und kleinen Finger wie zu einer Faust ein. Strecken Sie den Zeigefinger aus, dass er nach unten auf den Boden zeigt und den Daumen so, dass er zum Körper gerichtet ist.

Lassen Sie nun langsam die Fersen vom Boden aufsteigen, so dass Sie nur noch auf dem Vorderfuß stehen. Gleichzeitig drücken Sie die Hände ein wenig nach hinten. Achten Sie darauf, dass der Körper aufgerichtet und im Gleichgewicht bleibt.

Nun sinken Sie wieder langsam nach unten, bis die Fersen den Boden berühren, und kommen Sie in eine leicht sitzende Position. Die Hände schwingen gleichzeitig wieder nach vorn.

Wiederholen Sie die Übung einige Male.

## ... und führet mich zum frischen Wasser (PS 23,2)

Neben Himmel und Erde gehört das Symbol Wasser zu den stärksten Bildern, die positive Assoziationen auslösen können. In vielen Religionen ist Wasser eng mit der Schöpfung und der Schaffung der Erde verknüpft. In der Bibel ist die Urflut als erste Materie genannt, auf der der Geist Gottes schwebte.

Neben der Schöpfung ist es das »frische Wasser«, welches den Menschen leben lässt. Zudem ist der Aspekt der Ruhe mit dem Wasser verbunden. In der Übersetzung der Zürcher Bibel von Psalm 23,2 lautet der Vers:

»Zur Ruhe am Wasser führt er mich, neues Leben gibt er mir.«

Im chinesischen Denken ist Wasser eines der fünf Elemente oder Wandlungsphasen. Wasser ist das Symbol des yin, der weiblichen Urkraft, während Feuer (yang) für die männliche Kraft steht. Die Polarität »yin« ist auch mit dem Gedanken der Ruhe zugeordnet.

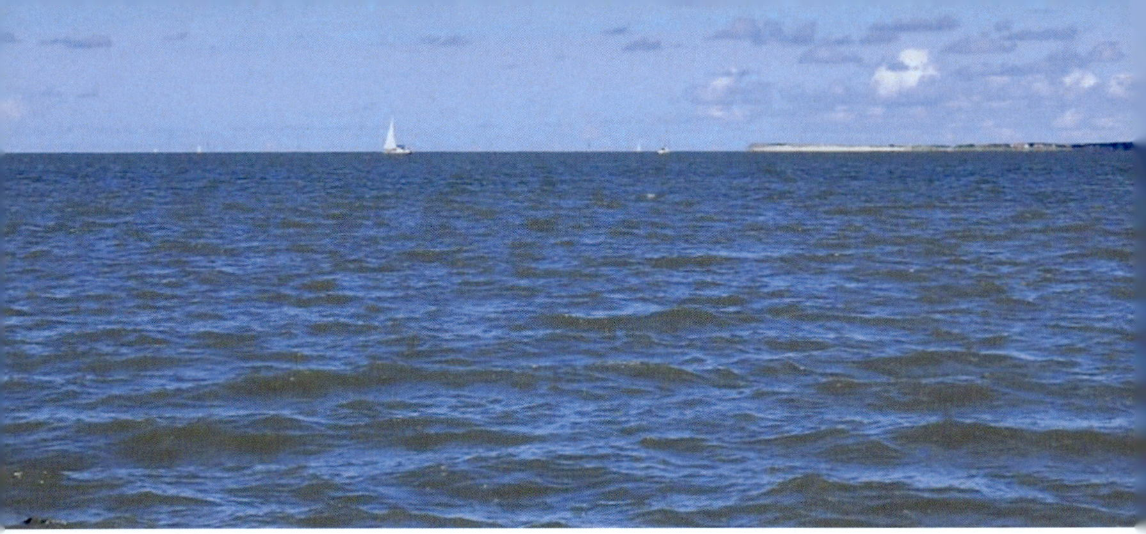

## Praktische Übung: Weit stehen und ins Meer tauchen

Gehen Sie zuerst in die geschlossene Position, die Beine stehen nebeneinander und die Hände liegen locker auf dem Unterbauch.

Machen Sie dann einen weiten Schritt zur Seite, so dass die Beine weiter als schulterbreit auseinanderstehen. Legen Sie die Hände in die Seiten des Körpers, die Daumen zeigen nach hinten und die Finger nach vorn.

Korrigieren Sie gegebenenfalls die Beine nach, bis Sie eine Weite erreicht haben, die für Sie angenehm ist.

Die Füße stehen parallel zueinander. Beugen Sie nun die Knie so, als wollten Sie sich setzen. Achten Sie drauf, dass beim Sinken der Körperschwerpunkt in der Mitte bleibt.

Die Knie bleiben nach vorn gerichtet und ragen nicht über die Fußspitzen hinaus.

Lassen Sie nun langsam den Oberkörper nach vorn sinken, der Rücken bleibt gerade und der Kopf ist in einer Linie mit dem Rücken.

Der Drehpunkt des Oberkörpers sind die Hüftgelenke.

Lassen Sie nun – wenn möglich – den Oberkörper in einer Position parallel zum Boden zur Ruhe kommen.

Richten Sie sich nun wieder langsam auf und kommen Sie dann in die Ausgangsstellung zurück.

Wiederholen Sie die Übung noch 2- bis 5-mal.

Bei dieser Übung ist es besonders wichtig, es nicht zu übertreiben und sich langsam an seine Grenzen heranzutasten!

# Teil 3

# Motivation! Qi Gong und die 5 Wirkungsebenen

## Der Kreislauf der Motivation – unbrauchbare Ziele

Welche Faktoren sind notwendig, um die Motivation beim Training zu erhalten? Als erstes gilt es, klar für sich selbst zu klären, warum ich überhaupt Qi Gong lernen will: Was sind meine Ziele, und was ist meine Motivation, warum ich ausgerechnet diese Ziele erreichen will? Und vor allem: Kann ich diese Ziele mit Hilfe von Qi Gong überhaupt erreichen?

Beginnen wir mit drei – sagen wir einmal – außergewöhnlichen Beispielen. Stellen Sie sich vor, Sie sind sehr ehrgeizig und möchten Ihre Arbeitsleistung derartig optimieren, dass Sie nicht nur 14 Stunden, sondern 18 Stunden am Tag durcharbeiten können. Ohne Frage kann man verschiedene Qi Gong-Techniken dazu verwenden, die eigene Arbeitsleistung, Konzentration oder ähnliches zu verbessern. In besonderen Stressphasen, die es immer wieder im Leben gibt, ist es sogar sinnvoll, solche Techniken zu kennen, nur – je länger Sie sich mit Qi Gong beschäftigen, umso mehr werden sie feststellen, dass die oben genannte Lebenseinstellung nach den Qi-Prinzipien nicht sonderlich sinnvoll ist. Nach der Qi-Theorie gibt es im Menschen zwei Hauptarten von Qi: Das angeborene, wahre Qi und das nachgeburtliche, etwa durch Nahrung und Atmung ständig neu aufgenommene Qi.

Wie es nun einmal mit Energie so ist: Sie verbraucht sich ständig. Die in einer Batterie oder in einem Akku gespeicherte Energie löst sich mit der Zeit einfach auf, auch wenn die Batterie oder der Akku gar nicht benutzt wird. Natürlich kann man die Batterie oder den Akku wieder aufladen, wie wir es aus Redewendungen wie »Mein Akku ist leer«, oder »Ich muss meine Batterien mal wieder aufladen« kennen – wir benutzen diese Aussagen auch als Metapher, wenn wir selbst erschöpft sind.

In der Tat kann man dieses Bild gut für die Wirksamkeit von Qi Gong verwenden. Im Qi Gong geht es in letzter Hinsicht um »Lebenspflege« oder die Pflege des »Qi«. Nur ist vielen nicht bewusst, dass es zwei Arten von Qi im menschlichen Körper gibt: Das wahre Qi, welches wir vor der Geburt mitbekommen, ist eine besondere, qualitativ sehr hochwertige Qi-Art, die sich im Leben stetig verbraucht und die sich nicht ersetzen lässt. Durch die Pflege der zweiten Qi-Art, des nachgeburtlichen, durch die Umgebung aufgenommen Qis, können wir den Verbrauch des wertvollen wahren Qis reduzieren und somit unsere gesamte Lebensenergie besser bewahren.

Wenn ich nun mit dem Ziel antrete, meine Arbeitsleistung ins unermessliche zu steigern, werde ich selbstverständlich immer mehr von dem qualitativ hochwertigen Qi verbrauchen und es nicht mehr ersetzen können. Der moderne Begriff »burn out« könnte in diesem Fall nicht treffender sein, bezeichnet er doch bei einer Rakete den Zustand, wenn der Treibstoff ausgebrannt ist oder bei einem Atomreaktor den Moment, wenn er derartig erhitzt, nicht mehr gekühlt werden kann und durchbrennt.

Wenn man also Qi Gong übt, um die eigene Leistung über Gebühr zu steigern, dann führt dies lediglich dazu, dass der gute Raketentreibstoff ausbrennt oder die Energie im Reaktor so groß wird, dass er explodiert. Wer das will, kann es so machen, aber sinnvoll ist es nicht.

Positiv gewendet könnte aber auch die Beschäftigung mit Qi Gong in diesem Fall dazu führen, dass man sein Ziel ändert: Nicht mehr die »Leistungssteigerung« wird zum Ziel des Bemühens, sondern die »Pflege« der Lebensenergie. Und das könnte dazu führen, dass man gar nicht mehr so viel arbeiten möchte.

Das Erkennen der eigenen Begrenztheit durch die Beschäftigung mit Qi Gong würde in diesem Fall dazu führen, dass man sein ursprüngliches Ziel nicht erreichen möchte und davor bewahrt bleibt, ein »Workaholic« zu werden, auszubrennen oder in die Luft zu gehen.

Um die Liste der eher kontraproduktiven Ziele mit einem zweiten Beispiel fortzuführen:

Es ist nicht sinnvoll zu glauben, dass man durch Qi Gong unbesiegbar wird und man besondere Fähigkeiten erlangt, mit denen man andere beeindrucken kann. Auch wenn es durch Kung Fu-Filme suggeriert wird: Man kann nicht durch eine geheimnisvolle Qi-Kraft fliegen lernen, Golfbälle mit den Zähnen auffangen und Pistolenkugeln im Flug stoppen. Auch kann man nicht Leute ohne Berührung umwerfen oder Energie-Bälle abschießen wie in Star Wars. Eher ist es so, dass es jede Menge unseriöser »Qi-Meister« gibt, die mit derartigen Einlagen leichtgläubigen Menschen das Geld aus der Tasche ziehen. Hier können Sie sich eher an die Faustregel halten: Umso größere Wunder versprochen werden, desto unseriöser und teurer wird es …

Es ist drittens auch nicht sinnvoll zu glauben, dass durch Qi Gong die Welt großartig verändert wird. Auch wenn alle Menschen auf der Welt Qi Gong üben würden, würde die Welt dadurch nicht friedlicher – Menschen bleiben nun einmal Menschen. Hinter solchen Gedanken und Versprechungen stehen eher die Allmachtsphantasien derer, die so etwas behaupten.

Ein extremes Beispiel ist hierfür die Falun Gong-Bewegung aus China[31], die in den 90er Jahren von Li Hongzhi gegründet wurde. Li Hongzhi behauptet von sich, dass er übernatürliche Kräfte besitze, in Kontakt mit den Göttern stehe und nur der, der seine Methode des Falun Gong praktiziere, vor den

31 Die Falun Gong-Bewegung ist in Deutschland durch die massiven und brutalen Verfolgungen von ihren Anhängern durch die chinesische Regierung bekannt geworden.

Außerirdischen, die die Welt infiltriert hätten, gerettet werde. Wer nicht an ihn glaubt, bekommt auch kein kosmisches Bewusstsein und kann z.B. nicht mit Außerirdischen kommunizieren. Dazu ist es übrigens notwendig, nur die Qi Gong-Übungen zu machen, die er selbst ausgesucht hat.

Wer möchte, kann so etwas natürlich glauben, aber das spielerische und leichte des Qi Gong gehen dabei verloren. Mit spielerisch und leicht ist eine Erfahrung gemeint, die sich mit der Zeit auch beim Üben des Qi Gong einstellt: Man soll sich selbst nicht zu ernst nehmen.

## Der Kreislauf der Motivation 1 – Slow, not Fast

Mit Qi Gong zu beginnen, ist in der Regel nicht schwer. Zu Anfang ist man motiviert, neugierig und hat den festen Vorsatz, diesmal aber wirklich durchzuhalten.

Aber wenn dem so ist, warum geben dann viele früher oder später auf, obwohl sie wissen, dass es ihnen guttut? Ich denke, dass es mehrere Faktoren von entscheidender Bedeutung sind, die es einem schwer machen, Qi Gong zu vertiefen.

Der erste Faktor ist, dass man es leicht unterschätzt, wieviel Energie man wirklich braucht, um sich auf eine neue Sache einzulassen. Man kann auch nicht »nebenbei« eine neue Sprache oder eine neue Sportart lernen. Es gilt also, zuerst Zeit in die neue Aufgabe zu investieren, um ein Fortschreiten zu ermöglichen. Man sollte sich also im Klaren darüber sein, wieviel Zeit man investieren kann, wieviel Zeit man investieren möchte und welche Fortschritte dabei zu erwarten sind. Leider ist es so, dass sich viele Menschen zu weit entfernte und unrealistische Ziele setzen und plötzlich damit beginnen wollen, jeden Tag mindestens 90 Minuten Qi Gong zu üben. Auch wenn das bei sehr motivierten Menschen klappt, ist es doch eher so, dass es eine kurze Weile gut geht, man dann einige Einheiten überspringt und früher oder später ganz aus dem Tritt kommt.

Besser für die Motivation ist es, sich immer nur kleine Einheiten und Abschnitte vorzunehmen – und es reicht auch vollkommen aus zu sagen: Einmal in der Woche gehe ich in einen Kurs und damit ist es gut. Es mag dann zwar ein langsames Fortschreiten sein, aber auf die Dauer hat man mit dieser Methode mehr Erfolg und Erfolgserlebnisse, als nur kurze Zeit wie wild zu üben und dann die Sachen hinzuwerfen, weil man es nicht mehr schafft.

Es ist schon ein Teil des Qi Gong-Übens selbst, diese Haltung bewusst einzunehmen: Es geht voran, aber langsam. Schneller Erfolg ist nicht wichtig. Natürlich ist dies eine Haltung, die dem gesellschaftlichen Erleben heute diametral entgegensteht. Alles muss schnell sein, alles muss optimiert erledigt werden und man muss in kürzester Zeit möglichst viel erreichen.

Qi Gong ist das Gegenteil davon. Alles darf seine Ruhe haben, alles darf in seiner eigenen Geschwindigkeit wachsen, das Qi entfaltet sich schon von allein. Es geht im Qi Gong um Qualität, nicht um Quantität. Qi Gong ist Slow Food, nicht Fast Food.

Es braucht also Geduld und Ausdauerbereitschaft, um die wirkliche Qualität des Qi Gong zu erreichen. Diese Faktoren sind wichtiger als jede noch so schön und perfekt ausgeführte Übung, weil die innere Haltung das Qi zum Fließen bringt. Und das Qi ist manchmal ganz schön eigensinnig und lässt sich nicht zwingen.

Ist diese innere Haltung erreicht, fällt es einem leicht, den Übe-Prozess zu genießen, auch wenn das Üben an sich gelegentlich ganz schön anstrengend werden kann. Qi Gong heißt ja übersetzt »Arbeit am Qi«. Nicht das ständige Ausprobieren von etwas Neuem bringt das Können, sondern das ständige Wiederholen und Üben des Gleichen bis nahe an die Perfektion. Und das Können, welches ich mir durch die Arbeit erworben habe, führt zur Zufriedenheit oder dem Zustand, der als das Fließen des Qi bezeichnet wird.

## Der Kreislauf der Motivation 2 – Beweglich, nicht starr

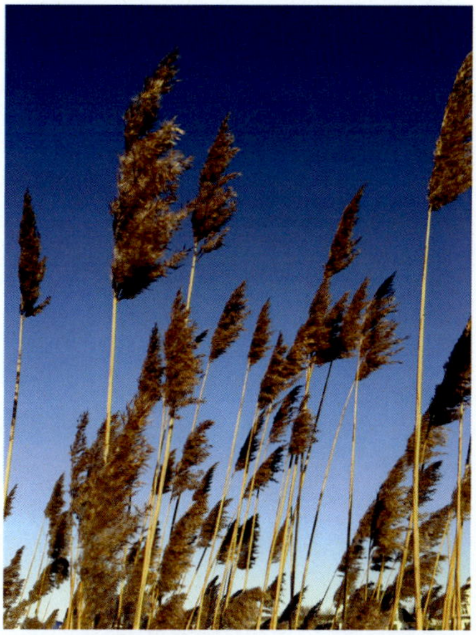

Es braucht eine Offenheit gegenüber Neuem, um an einer Sache interessiert zu bleiben. Dies ist der zweite Faktor, den man im Blick auf die Motivation in gleicher Weise kultivieren sollte.

Es sind die neuen Impulse, die zu einer Weiterentwicklung führen, nicht nur in dem Sinne, dass man mehr Wissen anhäuft (was auch sinnvoll ist), sondern gerade unter dem Aspekt, dass man sein Wissen und seine Erfahrung vertieft.

Allerdings kann dies eine Falle werden. Wenn man zu Anfang Qi Gong lernt, ist alles neu, interessant und schön. Der gefährlichste Augenblick im Lernprozess ist der, wenn sich eine leichte Routine einstellt. Der Begriff »Routine« ist für viele Menschen negativ besetzt und wird gern mit Langeweile assoziiert. Und sobald es langweilig wird, müssen neue Impulse her – man probiert dann gern neue Zyklen und neue Stilrichtungen aus, ohne das bisher Gelernte wirklich vertieft und im positiven Sinne eine Routine entwickelt zu haben. Weil man keine Routine entwickelt, öffnet sich schnell eine Spirale, die einen immer unzufriedener werden lässt, da man immer nur auf demselben Anfängerniveau bleibt.

Entwicklung im Qi Gong hingegen bedeutet, in immer dergleichen Bewegung eine vertiefende Erfahrung zu gewinnen und darin die Offenheit gegenüber diesen neuen Erfahrungen zu kultivieren. Oder einfach ausgedrückt: Klasse statt Masse.

Die zweite große Falle, in die man hineintappen kann, ist der Starrsinn. »Starren Sinnes zu sein« bedeutet, seine einmal vorgefasste Meinung nicht mehr verändern zu wollen. Der Sinn in der Bedeutung von »Sinneswahrnehmung« ist erstarrt, unbeweglich und nicht mehr fähig, neue Impulse von außen aufzunehmen.

In der Bibel gibt es für den Starrsinn das Bild vom verhärteten Herzen:

> »Wohl dem Menschen, der die Furcht nie verlernt;
> wer aber sein Herz verhärtet, stürzt ins Unglück.«
> (Übersetzung nach der Zürcher Bibel)
>
> … oder in der Übersetzung der Neuen Genfer Bibelübersetzung:
> »Wer jedoch starrsinnig ist, stürzt ins Unglück.«[32]

Es versteht sich von selbst, dass die Motivation verloren geht, wenn man von vornherein nicht bereit ist, sich auf etwas Neues einzulassen.

Wer zum Beispiel starrsinnig an der Meinung festhält, dass die Qi Gong-Lehrerin oder der Qi Gong-Lehrer dafür zu sorgen hat, dass man sich jetzt endlich entspannen kann oder es einem gesundheitlich besser geht – man hat ja schließlich für den Kurs bezahlt –, der wird mit Sicherheit enttäuscht werden und wird in der Regel dann dem nächsten Kursanleiter das Leben schwer machen.

Wessen Herz so verhärtet ist, dass er oder sie sich sowieso für den genialsten Menschen der Welt hält und es immer besser weiß, als der Lehrende, wird auch nichts dazu lernen.

Man kann diese Liste jetzt endlos fortführen, aber ich denke, dass Sie genügend Beispiele für starrsinnige Menschen aus eigener Erfahrung kennen.

Es ist interessant, dass gerade die Starrheit im Taoismus negativ bewertet wird, währenddessen Schwachsein, Flexibilität, Biegsamkeit und Sanftheit Eigenschaften und Prinzipien des Tao selbst sind:

32 Sprüche Salomos, Kap. 28, Vers 14

»Man kann dieses Prinzip in menschliche Eigenschaften übersetzen: wenn ein Mensch mit starkem Willen in der Welt auftritt, so wird er sicher auf viel Widerstand und Kampf treffen. Durchsetzungsvermögen liegt der Philosophie des Taoismus nach in Aufnahmefähigkeit, in Flexibilität und Ausdauer. Harte und Starke führen zu Starrheit und zum Tod, weil sich durch sie der für die Entwicklung bzw. für das Leben notwendige Freiraum verschließt.«[33]

## Blick nach innen, nicht nach außen

Wer möchte, kann selbstverständlich bei Qi Gong-Übungen den Blick nach außen richten. Sehe ich gut aus? Finden die anderen mich toll? Kann ich die Übung besser als die anderen? Bewundern die anderen mich gar, weil ich so fantastisch Qi Gong kann?

Für manche Menschen mag diese Form der Selbstdarstellung Sinn-stiftend sein und wer so leben möchte, kann es ja tun – abgesehen davon, dass solche Leute in Qi Gong-Kursen ziemlich anstrengend für die anderen Teilnehmerinnen und Teilnehmer werden können. Noch schlimmer ist es, wenn solche Leute Kurse leiten, da man nichts von ihnen lernen kann.

Mit echtem Qi Gong hat dies allerdings nichts mehr zu tun. Denn ein Faktor, der die Motivation beim Qi Gong-Lernen immer wieder aufs Neue antreibt, ist der Blick nach »innen«, hin zum eigenen Atem, dem eigenen Körper und dem eigenen Geist.

Wirklich treffend hat dies der spanische Theologe und Gelehrte Baltasar Gracián vor gut 350 Jahren – wenn auch nicht auf Qi Gong bezogen – formuliert:

»Ein Mensch mit Tiefe hat entsprechend Persönlichkeit. Immer und in allem muss das Innen deutlich mehr sein als das Außen. Es gibt Leute, die nur Fassade sind, wie Häuser, die noch fertig gestellt werden müssen, weil das Geld fehlte: sie haben den Eingang eines Palastes und den Wohnraum nach Art einer Hütte. [...] Leicht täuschen sie andere, die auch einen oberflächlichen Blick haben, aber nicht den Scharfsinn, der sie, weil er nach innen schaut, leer findet, einen Spott der Umsichtigen.«[34]

Es bleibt jedem wiederum selbst überlassen, nur eine »Palastfassade« aufbauen zu wollen – aber den Kerngedanken des Qi Gong hat man damit nicht begriffen. Qi Gong ist die Bewegung nach innen, in das eigene Zentrum und hieraus speist sich die Motivation des Übens. Das Wort »Motivation« stammt aus der lateinischen Sprache und ist abgeleitet von dem Verb »movere«,

33 Yen-Hui Lee, S.36,
34 Gracián, S.37

welches einfach »bewegen« heißt. Eine Palastfassade ist Stillstand, wer sich jedoch ernsthaft auf den Weg der Entdeckung des eigenen »Innen« begibt, merkt schnell, dass diese »Motivation« aus sich selbst heraus entsteht.

»Palastfassaden-Qi Gong« zeigt keine innere Entwicklung, auch wenn die Übung nach außen hin weiter betrieben wird.

## Der Zyklus der Motivation

Gut formulierte, klare Ziele führen zur Offenheit gegenüber neuen Erfahrungen, diese Offenheit führt wiederum zu Geduld und Ausdauer, die zum Erreichen der Ziele notwendig sind.

Zyklus der Motivation

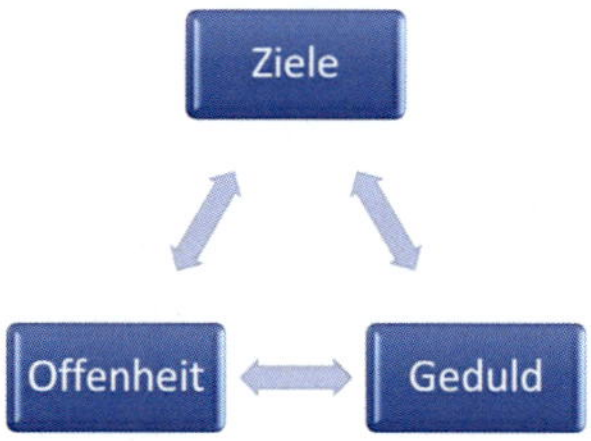


Nimmt man nun eine dieser Komponenten weg, bricht das ganze System in sich zusammen. Aber das Schöne ist: Man kann es auch wiederaufbauen.

Am besten ist es, wenn man mit dem Kultivieren der Geduld beginnt: Geduld bringt Gelassenheit, Ungeduld führt zur Unausgeglichenheit, Unausgeglichenheit zur Zerfahrenheit und wer zerfahren ist, macht Fehler.

Desgleichen: Unklare Ziele führen dazu, dass die Motivation erlahmt. Erlahmt die Motivation, werde ich mich schnell ganz von meinem Vorhaben abwenden und im schlechtesten Fall bleibt ein bitterer Nachgeschmack übrig.

Klare, erreichbare Ziele hingegen ziehen einen praktisch nach vorne – und was gibt es Schöneres, als ein Ziel erreicht zu haben?

Mangelnde Offenheit gegenüber neuen Erkenntnissen und Erfahrungen wiederum führt dazu, dass ich auf der Stelle stehen bleibe und meine vorgenommenen Ziele mit Sicherheit nicht erreiche. Ein offener Geist hingegen sieht in jeder neuen Erfahrung eine Chance zur Weiterentwicklung und persönlichem Wachstum.

Aber trotz aller guten Vorsätze und aller psychologischen Tricks muss man sich immer im Klaren darüber sein, dass Qi Gong ohne eigenen Einsatz nicht erlernt werden kann. Balthasar Gracián fasst es aufs kürzeste zusammen:

»Was großen Wert hat, verlangt große Anstrengung.«[35]

## Wie finde ich meine Ziele? – Warum gute Ziele die Motivation erhalten

»Seine Entfaltung erreicht haben. Niemand wird fertig geboren; jeden Tag vervollkommnet man sich in der Person, der Aufgabe, bis hin zur Ausbildung aller Fähigkeiten, aller Vorzüge.«[36]

Balthasar Gracián spricht in diesem Zitat das Grundmotiv aller Motivation an: Es geht um die Entfaltung aller Fähigkeiten, die man als Mensch mitbekommen hat. Motivation entsteht immer aus dem Gedanken heraus, dass ich etwas besser können möchte, als vorher. Man könnte diesen Prozess auch als »Reifung« bezeichnen, als Entdeckung meiner eigenen Fähigkeiten, als Entfaltung meiner Persönlichkeit. Verinnerlicht man diesen Gedanken, dann ist das Finden guter Ziele nicht schwierig.

Selbstverständlich sind gute Ziele immer individuelle Ziele – jeder Mensch erwartet durch das Erlernen von Qi Gong immer ein bisschen etwas anderes, als der andere Teilnehmer oder die andere Teilnehmerin im Kurs.

Qi Gong hat viele Facetten, die einen in der Entwicklung der eigenen Persönlichkeit voranbringen können. Es hilft, sich am Anfang darüber im Klaren zu sein, was man in diesem Kurs erreichen möchte und wie die zeitlichen Kapazitäten und Möglichkeiten aussehen. Es ist einfach nützlicher, nur einmal pro Woche den Kurs zu besuchen und sonst nichts zu tun, als sich viel zu viel vorzunehmen (Ich mache ab jetzt jeden Tag eine Stunde Qi Gong o.ä.) und dann frustriert zu sein, wenn die Erwartungen zu hochgesteckt waren.

Was sind mögliche Ziele? Ich stelle Ihnen hier einige vor:

*Beweglichkeit*

Mehr Beweglichkeit erlangen, hört sich erst einmal unspektakulär an, aber als ein einfaches Ziel ist es gar nicht schlecht. Es gibt viele gymnastische Übungen außerhalb des Qi Gong, aber vielleicht ist es gerade die Ästhetik der Übungen, die einen fasziniert.

*Ruhe und Entspannung finden*

Die langsame Ausführung der Übungen bringt den Körper und den Geist fast automatisch in einen Zustand der Ruhe. »Entspannung« ist ein Zustand, der

35 Gracián, S.41

36 Gracián, S.15

erlernt werden kann und somit ein aktiver Prozess. Hierdurch steigert sich auch das subjektiv wahrgenommene Gefühl des Wohlbefindens.

*Umorientierung des Alltags*

Wenn ich Qi Gong übe, gestalte ich aktiv ein Element meines Alltags. Ich reagiere nicht nur auf das, was an alltäglichen Aufgaben auf mich zukommt, sondern ich setze einen bewussten Punkt in meinem Alltag.

Der Tai Chi-Meister Tien Li Liang hat den anschaulichen Satz geprägt: »Ein Lied ist immer auf den Lippen eines Sängers und ein Boxer bleibt immer ein Boxer.«

Liang betont hier die gedankliche Beschäftigung mit Qi Gong im Alltag, in jeder Handlung und in jeder Bewegung. Und dies fängt schon an mit der Konzentration auf jeweils nur eine Tätigkeit – entgegen dem beliebten Multitasking.

*Neue Impulse bekommen*

Durch das Erlernen von Qi Gong bekomme ich neue Impulse. Ich setze mich mit einer zumeist fremden Lebenswelt auseinander und lerne neue Weltwahrnehmungen kennen. In diesem Sinne erlerne ich etwas Besonderes.

*Sich selbst besser kennen lernen*

Durch die ungewohnten Übungen des Qi Gong lerne ich mich selbst besser kennen, sowohl in körperlicher Hinsicht als auch auf der psychischen Ebene. Qi Gong ist eine Auseinandersetzung mit dem Körper und dem Geist. Wenn man an diesem Punkt ein wenig tiefer gräbt, trifft man auf Zusammenhänge, Erkenntnisse und Phänomene, die man vorher noch nicht wahrgenommen hat. Denn es ändert sich beim Qi Gong auch die Wahrnehmung des Körpers oder besser gesagt: Ich nehme meinen Körper in einer anderen Funktion und in einer anderen Weise außerhalb meines Alltagsbewusstseins wahr.

*Unterstützung bei der Behandlung von Krankheiten und bei der Genesung*

Viele Menschen suchen durch das Erlernen von Qi Gong auch eine Unterstützung zur Genesung von Krankheiten.

Dieses Ziel ist besonders schwierig zu erörtern. Denn die Frage, ob Qi Gong eine empirisch-medizinisch belegbare Wirkung hat, ist stark umstritten. Manchmal hat man den Eindruck, dass Qi Gong als Methode gehandelt wird, mit der man jede Krankheit auf der Erde heilen kann und manchmal hört man Stimmen, die Qi Gong und die gesamte Traditionelle Chinesische Medizin am liebsten in Grund und Boden stampfen möchten. Leider wird der Kampf zwischen der »westlichen« Medizin und der sogenannten alternativen oder komplementären Medizin sehr ideologisch geführt.

*Ich persönlich bin in diesem Bereich eher vorsichtig in der Urteilsbildung.*

Ich denke, dass noch viele empirische Studien notwendig sind, die nachweisen, ob abschließend eine medizinische Wirksamkeit von Qi Gong-Übungen belegt werden kann. Gerade in einem Bereich, in dem es um Gesundheit und Krankheit eines Menschen geht, sollten keine überschwänglichen Heilsversprechen getätigt werden, aber man sollte es natürlich auch nicht ausschließen, dass Qi Gong eine unterstützende heilende Wirkung hat.

Wichtig finde ich es bei dieser Zielformulierung, dass die subjektive Erfahrung des Übenden im Vordergrund steht: Tut es mit gut, Qi Gong zu üben? Stärkt es mein Wohlbefinden und den Umgang mit der Krankheit?

Wie bei allen Dingen im Leben liegt die wesentliche Haltung wohl in der Mitte zwischen den Extremen: Zu denken, dass Qi Gong hilft, weil es aus China kommt und »alternativ« ist, ist genauso unvernünftig, wie zu denken, dass es alles nur Humbug ist, eben, weil es aus China kommt und so exotisch ist.

## Die 5 Wirkungsebenen des Qi Gong

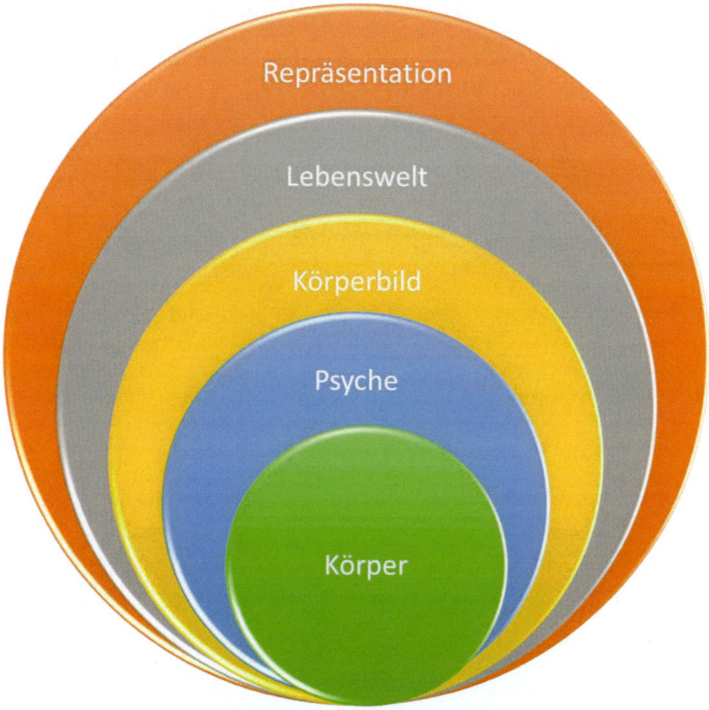

Was bewirkt das Ausüben einer Qi Gong-Übung? Es ist schwer, in der Masse der Meinungen, Untersuchungen, Statements und persönlichen Erfahrungen einen Durchblick und eine Übersicht zu bekommen.

Ich teile die Wirkung einer Qi Gong-Übung in 5 verschiedene Ebenen auf.

Wie das Schaubild deutlich macht, sind die verschiedenen Wirkungsebenen eng miteinander verbunden und ineinander verschachtelt.

Betrachten wir die Ebenen und ihre Wirkungen zuerst im Detail, was ich an einer Qi Gong-Übung exemplarisch demonstrieren möchte. Ich habe dazu die Übung »Der weiße Kranich breitet seine Schwingen aus« ausgewählt.

## Praktische Übung: »Der weiße Kranich breitet seine Schwingen aus«

Stehen Sie locker in der geschlossenen Position, die Füße stehen nebeneinander. Die Hände ruhen übereinander gelegt auf dem Unterbauch unterhalb des Bauchnabels (Dantien)

Machen Sie nun mit dem linken Bein einen leichten Schritt zur Seite.

Gleichzeitig lassen Sie die Arme an den Seiten aufsteigen.

Die Handrücken zeigen nach oben, die Arme sind nicht ausgestreckt, sondern leicht gebeugt, die Ellbogen und die Fingerspitzen zeigen nach unten.

Lassen Sie nun die Arme bis in Schulterhöhe aufsteigen. Wer möchte, kann die Arme auch bis zum Kopf oder über den Kopf heben.

Menschen mit Bluthochdruck heben die Arme jedoch nur bis zur Schulterhöhe.

Lassen Sie die Arme wieder sinken und stellen Sie gleichzeitig das linke Bein an das rechte Bein.

Die Hände kommen wieder auf dem Dantien zur Ruhe.

Dann wiederholen Sie die Übung zur rechten Seite.

Wiederholen Sie die Übung jeweils 10-mal zur linken und zur rechten Seite

## Die 1. Ebene: Der Körper

In dieser Ebene befinden wir uns im Bereich der »reinen Körperlichkeit«: Dass Qi Gong einen positiven Effekt auf Muskeln, Knochen, Sehnen und Bänder hat, ist offensichtlich. Es geht hier um die Technik des Körpers und Qi Gong erfüllt an dieser Stelle die Aufgabe einer normalen Gymnastik.

Die Kranich-Übung ist eine schöne Übung zur Stärkung des Schulterbereichs. Arme, Ellbogengelenke und Handgelenke werden durch die langsamen, fließenden Bewegungen entspannt. Im Verlauf der Übung merkt man mit der Zeit, dass auch die Schultern immer tiefer nach unten sinken und die Schultermuskeln sich lösen. Natürlich entsteht durch die Bewegung auch eine angenehme Wärme in den Schultern und zwischen den Schulterblättern.

Dehnen und Strecken, Muskeln anspannen und entspannen, intensive Dreh- und Beugebewegungen: Qi Gong hält den Körper beweglich und ist zudem eine gute Übung für den Gleichgewichtssinn. Christian Gelitz berichtet etwa über eine Untersuchung eines spanischen Forschungsteams zur Wirksamkeit von Tai-Chi bei älteren Menschen: »Die Senioren hatten über rund drei bis sechs Monate wöchentlich zwischen ein und drei Stunden Tai-Chi-Übungen praktiziert. Der chinesische Volkssport, auch unter dem Begriff Schattenboxen bekannt, hat seine Wurzeln in der Kampfkunst und kombiniert tiefe Atemzüge mit langsamen, flüssigen Bewegungen. Laut Medizinern stärkt das Training vor allem die Knie und den Gleichgewichtssinn und beugt auf diese Weise Stürzen vor. Das sogenannte Schattenboxen lindert laut älteren Studien auch Fibromyalgie, Kniebeschwerden und psychischem Stress.«[37]

Tai-Chi ist mit Qi Gong eng verwandt, so dass sich die Ergebnisse auch auf Qi Gong übertragen lassen.

Es kommt beim Training darauf an, Qi Gong nicht als Leistungssport zu verstehen. Denn, wie bei jeder Sportart, kann zu viel des Guten dazu führen, dass der Körper durch die mechanischen Belastungen geschädigt wird.

Nicht zu schnell, nicht zu viel – es ist verständlich, dass man im Anfang Übungen besonders gut machen möchte und man es z.B. bei den tiefen Ständen (Ma Bo) schnell übertreiben kann. Der tiefe Stand oder Reiterstand ist eine Stehposition, in der die Füße möglichst weit auseinanderstehen und der Oberkörper nach unten in eine sitzende Position sinkt. Diese Figur ist recht anstrengend. Man muss sich langsam an diesen tiefen Stand herantasten, sonst kann man sich leicht verletzten. Besonders die Knie sind diese ungewohnte

37 Christiane Gelitz, Gesundheit im Alter. Chinesisches Schattenboxen beugt stürzen vor. 3

Belastung nicht gewöhnt. Auch die beste Qi-Energie schützt nicht, wenn man über die Belastbarkeit der Gelenke und Muskeln hinausgeht.

Ziel ist es hingegen, eine bestimmte Haltung des Übens einzunehmen, zum Beispiel das »langsame Fortschreiten«. »Langsames Fortschreiten« meint, im Üben nicht nachzulassen, aber auch nicht zu schnell zu viele Erfolge haben zu wollen. Oder bildlich gesagt: Man soll eben nichts »über das Knie« brechen. Es geht darum, eine innere Haltung in der Wahrnehmung des Körpers zu kultivieren. Und dies unterscheidet Qi Gong vom normalen Sport.

Das Stichwort der »inneren Haltung« leitet über zu den nächsten Ebenen.

## Die 2. Ebene: Die Psyche

Auf der 2. Ebene wird das Wechselspiel zwischen Körper und Geist bzw. Psyche angesprochen. Im wissenschaftlichen Bereich wird immer weiter erforscht, wie sehr Sport und Bewegung einen positiven Einfluss auf die Psyche und das psychische Wohlbefinden haben. Stressreduktion, Hilfe bei Depression oder auch die erhöhte Leistungsfähigkeit des Gehirns sind nur einige Stichworte, die diese Wechselwirkung benennen.

Desgleichen ist im Profisport der Einsatz von Mentaltrainern und Psychologen selbstverständlich geworden, weil man erkannt hat, dass das reine Training des Körpers und der Körpertechniken nicht ausreichen, um beste Leistungen zu erreichen. Die Psyche redet hier – im wahrsten Sinne des Wortes – auch noch ein Wörtchen mit.

Aber auch aus der Alltagserfahrung ist die Wechselwirkung von Körper und Geist bekannt:

Man hüpft vor Freude, ja das Herz kann sogar vor Freude zerspringen, und wenn einem etwas gut gelungen ist, dann stolziert man wie ein Pfau oder geht hoch erhobenen Hauptes.

Dazu gehören z.B. auch die weltberühmten Worte von Martin Luther auf dem Wormser Reichstag 1521, die er dem Kaiser des Heiligen Römischen Reiches deutscher Nation, Karl V., entgegenschleuderte: »Hier stehe ich, ich kann nicht anders. Gott helfe mir.«

Wenn Martin Luther bei diesen Worten nicht gestanden, sondern sich auf einem Sessel herumgelümmelt hätte, dann hätten diese Worte bestimmt nicht die Weltgeschichte verändert.

Im Qi Gong spielt die Körperhaltung eine herausragende Rolle: Eine aufrechte, entspannte Haltung führt zu einem aufrechten, entspannten Geist.

Eine Übung, in der das Halten des Gleichgewichts gefordert ist, bringt auch das Denken und die Emotionen wieder ins Gleichgewicht.

Gleichgewichtsübungen können zum Beispiel fast zu einem Diagnoseinstrument werden: Wenn man an einem Tag durch äußere Einflüsse im wahrsten Sinne des Wortes »aus dem Gleichgewicht geraten« ist, dann fällt es einem wesentlich schwerer, das Gleichgewicht zu halten.

Auch in einer weiteren Perspektive ist der direkte Zusammenhang zwischen Körper und Geist spannend.

Bei der Übung »Die Zungenwurzel entspannen« führt die Entspannung der Zungenwurzel dazu, dass der große Vagusnerv, mit dem die Zungenwurzel verbunden ist, ebenfalls entspannt wird.

Die Übung selbst ist von der Ausführung her relativ einfach, von der Vorstellungskraft her eher nicht:

Nehmen Sie eine entspannte Haltung im Sitzen oder Liegen ein. Gehen Sie nun mit Ihrer Aufmerksamkeit zu Ihrer Zunge. Nehmen Sie wahr, wie Ihre Zunge im Mundraum liegt, nehmen Sie wahr, an welchen Stellen die Zunge vielleicht angespannt ist. Gehen Sie nun mit Ihrer Aufmerksamkeit von der Zungenspitze her zurück bis hin zur Wurzel der Zunge. Stellen Sie sich nun vor, wie mit jedem Ausatmen die Zunge lockerer und entspannter wird. Führen Sie diese Übung einige Minuten lang durch.

Der Vagusnerv wird auch als der »große Ruhenerv« bezeichnet und wenn man es wirklich trainiert, die Zungenwurzel zu entspannen und dadurch den damit verbundenen Ruhenerv, entsteht ein wunderbares Gefühl der Ruhe und Gedankenleere. Wer jemals zu viele langweilige Sitzungen und zähe Gremienarbeit erduldet hat, weiß diese Übung besonders zu schätzen.

## Die Eleganz des Kranichs

Qi Gong-Übungen tragen nicht aus Zufall häufig die Namen und die Verhaltensweisen von Tieren. Dahinter steht zuerst der Gedanke der daoistischen Philosophie, dass Tiere einen unmittelbaren Zugang zur Natur und ihren gegebenen Zyklen haben.

Wenn der Mensch also die Verhaltensweisen von Tieren nachahmt, dann stellt er damit wieder einen direkten Kontakt zu den harmonischen Zyklen der

Natur her. Die Nachahmung der Verhaltensweisen von Tieren bewirkt also die Rückkehr zur Harmonie des Dao.

Darüber hinaus kommt jedoch eine zweite Komponente zum Tragen: Tierbilder können wie Symbole wirken, die einen Einfluss auf meine innere Haltung haben und diese positiv verändern können. In der Heraldik und in den Religionen ist dieses Phänomen seit Jahrtausenden bekannt. Heute begegnet es uns auf Schritt und Tritt vor allem in der Werbeindustrie. So ist es auch mit dem Kranich: Seit mehr als 100 Jahren schmückt der Vogel die Flugzeuge der Deutsche Lufthansa, vielleicht wegen der Assoziation von Größe, Stärke und Eleganz.

Diese Assoziationen sollen durchaus auch beim Training der Kranich-Übung (s.o.) vorkommen. Die fließende, majestätische Bewegung des Kranichflugs steht Pate für die Idee dieser Übung, die die seelische Gestimmtheit und den körperlichen Ausdruck des Übenden verbinden sollen.

Das Vorstellungsbild vom Kranich, der seine Schwingen ausbreitet, vermittelt auf einer ersten Ebene das Gefühl von Weite, Freiheit und Größe. Die weit ausholenden, schwingenden Armbewegungen und das Weiten des Brustkorbs unterstützen dieses Gefühl.

Wichtig ist nun die Tatsache, dass Tiersymbole nicht kulturübergreifend sind. Jede Kultur hat andere Assoziationen und Zuschreibungen, mit denen ein Tier belegt wird. Beim Bild des Kranichs ist dies der Fall. In China steht der Kranich für Langlebigkeit, Reinheit (weißes Gefieder) und Lebenskraft (rote Kopffedern als Symbol für das Feuer). Im antiken Griechenland steht der Kranich für die Lebensfreude und die Liebe, in der europäischen Heraldik ist er ein Symbol für die Wachsamkeit.[38] In Indien dagegen symbolisiert er Tücke und Verrat.

Um den Sinn einer Qi Gong-Übung zu verstehen, ist es sinnvoll, zuerst den symbolischen Gehalt aus der chinesischen Kultur heraus zu verstehen, um zu erfassen, welche ursprüngliche Absicht mit der Übung verbunden ist. Der Kranich als Symbol der Langlebigkeit weist hier auf den chinesisch-medizinischen Kontext hin.

Unabhängig davon entwickelt jeder Mensch seine eigenen Assoziationen zu dem Vorstellungsbild und jede positive Assoziation hat einen positiven Einfluss auf die eigene Psyche. Zudem ist es sinnvoll und aufschlussreich, sich einfach in Ruhe Filme zu den Tieren anzusehen oder sie live im Zoo zu beobachten, um den inneren Gehalt der Übung zu erfassen. Wenn man einmal den

38 Vgl. Wetzel, Das große Lexikon der Symbole, S.166

Flug des Kranichs gesehen hat, wird einem schnell die Eleganz und die Würde dieser Bewegung bewusst.[39]

## Choking

Ein gibt noch einen weiteren Aspekt, der auf den ersten Blick nicht offensichtlich ist.

Der Gedanke oder besser die Fokussierung auf Namen und das Vorstellungsbild der Übung hat den Effekt, die Aufmerksamkeit vom Körper und der Bewegung *wegzulenken*. Dies klingt paradox – warum sollte es von Vorteil sein, sich *nicht* auf die Bewegung zu konzentrieren? Diesen Zusammenhang zu erklären, ist nicht einfach und ich möchte ihn an zwei Alltagsbeispielen erklären.

Sie erinnern sich vielleicht noch daran, wie Sie es gelernt haben, Auto oder Fahrrad zu fahren. Zuerst lag Ihre Aufmerksamkeit ganz bei der Technik: Schalten, Gas geben, lenken, etc. und Sie waren wahrscheinlich froh, einen Fahrlehrer neben sich sitzen zu haben, der aufpasste und sich um die Sachen kümmerte, für die Sie noch keine Zeit hatten. Sie waren zu Anfang genug damit beschäftigt, die Technik unter Kontrolle zu bekommen – beim Radfahren ist es alleine schon schwierig, die Balance zu halten.

Je mehr Routine Sie bekamen, umso mehr konnten Sie sich auf den Straßenverkehr konzentrieren, weil Ihnen die Bewegungen in Fleisch und Blut übergangen waren.

Wenn Sie nun beim Radfahren oder Autofahren über jede einzelne Bewegung nachdenken müssten, würden Sie wahrscheinlich keinen Meter weit kommen. Manchmal macht man ja auch die Erfahrung, wenn man einen anderen Fahrzeugtyp fährt, der einem nicht vertraut ist, dass man dann zuerst eine gewisse Unsicherheit verspürt. Unter Druck in einer Stresssituation – wie z. B. der Fahrprüfung – kann diese Unsicherheit so groß werden, dass Sie scheinbar alles vergessen, was Sie gelernt haben.

Auch im Profisport kennt man dieses Phänomen. Es ist bekannt unter dem Namen »Choking« und tritt auf in Wettkampfsituationen, wenn die Athleten unter enormem Druck stehen und selbst Fußballprofis es nicht mehr schaffen, bei einem entscheidenden Elfmeter das Tor zu treffen.

Was passiert da im Körper – und vor allem in der Psyche?

---

39 Kraniche im Flug (cranes in flight) 4K von Stephan Schulz Naturfilm, zu sehen auf YouTube, ist ein wunderschönes Beispiel hierfür.

Bewegungsabläufe werden eintrainiert, bis man nicht mehr über die Bewegung selbst nachdenken muss. Dieser Automatismus kann jedoch durch Stress gestört werden und man beginnt, über die Bewegung nachzudenken. Wenn ich nun über den Bewegungsablauf nachdenke, dann handle ich wieder wie ein Anfänger, der die Bewegung erst lernen muss – oder anders gesagt: Selbst aus dem besten Fußballprofi kann dann wieder ein blutiger Anfänger werden, der noch nie zuvor einen Ball getreten hat.

Dieses Phänomen gibt es übrigens nicht nur im Sport, sondern in jedem Lebensbereich.

Auch wenn noch nicht vollkommen erforscht ist, welche Vorgänge im Gehirn geschehen, wenn der erlernte Automatismus unter Druck quasi ausgeschaltet wird, hilft es, wenn man sich auf das Ziel der Handlung konzentriert.

Für eine Qi Gong Übung hieße das:

Die Aufmerksamkeit liegt nicht in der Bewegung des Körpers, auch nicht darin, sich abzulenken und an irgendetwas vollkommen anderes zu denken, sondern die Aufmerksamkeit liegt in dem Vorstellungsbild, in dem Namen der Übung.

Dieser »körperferne Fokus«[40] hilft also, die Bewegung flüssig auszuführen. Es ist letztlich wie mit dem Tausendfüßler, der gefragt wurde, mit welchem Bein er sich zuerst bewegt. Als er versuchte, diese Frage zu beantworten, gerieten seine Beine durcheinander und er kam keinen Schritt mehr von der Stelle.

## Die 3. Ebene: Das Körperbild

Mit dem Begriff »Körperbild« ist das Bild gemeint, welches wir uns von unserem eigenen Körper machen, wie wir selbst unseren Körper erfahren und wahrnehmen. Es ist unser individuelles Verständnis davon, wie wir in unserem Körper leben, wie wir selbst unser Körper sind.

Dieses individuelle Verständnis, genauer gesagt, diese individuelle Interpretation unserer Körpererfahrung ist nicht von Anfang an einfach da, sondern wird gelernt. Sehr deutlich wird dies zum Beispiel in der Tatsache, dass Menschen von ihrem Körper ein sehr positives oder negatives Selbstbild haben können, je nachdem, wie es ihnen von ihrer Umgebung vermittelt wurde (zu groß, zu klein, zu dünn, zu dick etc.).

Das Bild, welches wir uns von unserem eigenen Körper machen und wie wir ihn verstehen, ist je nach Kultur und Zeitalter kein einheitliches, wie man es etwa anhand der Veränderung von Schönheitsidealen beobachten kann.

40 Tokaj, Amelie, Fehlerteufel im Kopf, S.52, spektrum-kompakt Sport

Auch die Vorstellung, wie unser Körper funktioniert, wie er »arbeitet«, ist je nach der Kultur, Epoche und medizinischem Wissen eine unterschiedliche Vorstellung.

War es in der Antike noch völlig selbstverständlich, dass Krankheiten durch Dämonen verursacht werden können, so ist dieser Glaube in der modernen Welt – Gott sei Dank – ausgestorben.

Erst mit dem Fortschritt der Wissenschaft und dem langsamen Aufhören des Verbots der Leichenöffnung entwickelte sich die moderne Vorstellung von der Funktion des Körpers, die auf einer naturwissenschaftlichen Basis beruhte. Selbstverständlich brachte dieses Denken große Fortschritte im Bereich der Medizin, die heute niemand mehr missen möchte, schon allein, wenn man an die Bedeutung der Hygiene denkt

Spätestens seit der Industrialisierung herrscht in der westlichen Welt ein eher technisches Verständnis vom Körper vor. Der Mensch funktioniert wie eine Maschine, die man reparieren kann, indem man mal hier und da was nachzieht, dort was neu einstellt, vielleicht auch mal was austauscht und wenn die Maschine vollständig kaputt ist, dann bleibt sie kaputt. Aber letztlich ist dies die Vorstellung, dass der Mensch nur eine Maschine ist, aber statt aus Stahl ist sie eben aus organischem Material aufgebaut.

Die philosophische Grundlage für dieses Verständnis findet sich etwa seit der Zeit von René Descartes (1596–1650), nämlich der Trennung von Körper und Geist.

Spannend ist zu sehen, dass in der heutigen Zeit die Vergleiche zwischen Gehirn und Computer immer weiter zunehmen. Hierzu zählt etwa die Theorie, dass man den Geist des Menschen vom Gehirn auf eine Festplatte laden kann. Schließlich arbeite das Gehirn auch nur mit Elektrizität und Chemie – wie ein Computer auch. Im Vergleich zu den Vorstellungen in der Zeit der Industrialisierung hat sich nur eines geändert: Das Material. Es ist jetzt nicht mehr Stahl, sondern Silizium.

Auch das Verständnis des menschlichen Geistes ist den Veränderungen im Körperbild unterworfen. Waren für Sigmund Freud z. B. Träume noch Zeichen für ein Unterbewusstsein, so gibt es heute schon längst Traumtheorien, die Träume lediglich als Reste unkoordinierter elektrischer Entladungen im Gehirn verstehen. Ein »Bewusstsein« im Sinne Freuds gibt es hier nicht.

Führt man dieses Beispiel weiter, wird deutlich, wie stark der Gegensatz zwischen diesen Körperbildern (Mensch=Maschine / Mensch=Geist) auf philosophischer und religiöser Ebene ist.

In einem rein mechanistischen Weltbild ist kein Lebensgeist des Menschen mehr nötig; vielmehr ist die Vorstellung, dass der Mensch auch ein Ich oder einen Geist hat, nur eine Illusion, die durch die neuralen Netze im Gehirn dem Menschen bloß vorgegaukelt wird, damit er besser funktioniert.

In Religion und Philosophie entwickelte sich hingegen ein vollkommen anderes Menschenbild. Um es am Beispiel des Traums weiter deutlich zu machen: In der Bibel können Träume Botschaften Gottes sein. In der Josephs-Erzählung in der hebräischen Bibel (der Thora beziehungsweise dem Alten Testament), ist Joseph als ein großer Träumer und Traumdeuter dargestellt. Träume als Gottes Botschaften sind hier die wesentlichen Elemente, die der Geschichte ihre eigentliche Prägung geben (1. Buch Mose, Kapitel 37–50).

Ebenso ist die Weihnachtsgeschichte im Neuen Testament ohne einen Engel, der Joseph im Traum erscheint, nicht denkbar ( Mt 1,20). Dieser Joseph ist übrigens ein anderer Joseph als der im Alten Testament.

Im Daoismus sind Träume in gleicher Weise Mittel zur Erkenntnis, wie der berühmte Schmetterlingstraum der Zhuangzi zeigt:

> »Einst träumte mir, Zhuang Zhou, ich sei ein Schmetterling, der sich wohl und wunschlos fühlte und nichts wußte von Zhuang Zhou.
> Plötzlich erwachte ich und merkte, daß ich wieder Zhuang Zhou war.
> Nun weiß ich nicht, bin ich Zhuang Zhou, dem träumte, ein Schmetterling zu sein, oder bin ich ein Schmetterling, dem träumt, er sei Zhuang Zhou.
> Und doch ist sicherlich zwischen Zhuang Zhou und dem Schmetterling ein Unterschied, denn gerade diesen nennen wir ja Wandlung der Substanz zu Einzelwesen.«[41]

In der Psychologie sind also Träume Botschaften des eignen »Ichs«, in der jüdisch-christlichen Tradition können sie zu Botschaften Gottes werden und im Daoismus den ewigen Wandel der Dinge im Tao erklären: Schließlich sind der Schmetterling und Zhuang Shou **Eins** im Wechsel von Ying und Yang.

*Welche Schlussfolgerung lässt sich nun hieraus ziehen?*
Genauso wie die Träume des Menschen unterschiedlich interpretiert werden können (technisch, psychologisch, religiös), so kann auch meine Wahrnehmung des Körpers auf unterschiedliche Weise wahrgenommen werden: Je nachdem, wie tief jemand in die Qi Gong-Körperbildtheorie einsteigt oder wie weit jemand eine veränderte körperliche Erfahrung und deren Interpretation zulässt, umso mehr wird meine Körperwahrnehmung anderen Interpretationen zugänglich. Ich kann meinen Körper rein technisch wahrnehmen, ich kann meinen Körper jedoch auch philosophisch oder spirituell betrachten.

---

41 Zhuangzi, Das höchste Glück, S. 27

So erweitert sich der eigene Horizont, ich lerne es, meinen Körper in einer anderen Perspektive, eben durch eine andere Brille wahrzunehmen. Diese Erweiterung des eines eigenen Körperbildes fördert die bewusste Wahrnehmung meines eigenen Befindens und meines »Körper-Seins«.

Übertragen wir diese Gedanken auf die Kranich-Übung, dann kommen folgende Aspekte zum Tragen:

1. Ich fühle die Ausdehnung meines Körpers nach oben und nach unten, zur rechten und zur linken Seite. Ich merke, wie weit mein Körper reicht. Ich spüre die Öffnung im Brustbereich und das Zusammenspiel der Muskeln in der Schulter.
2. Ich fühle, dass diese Ausdehnung Emotionen auslöst: Es kann Freude oder Schmerz sein, Entspannung oder das Spüren von Verspannungen.
3. Ich nehme wahr, je länger ich die Übung trainiere, umso weiter und größer und runder werden meine Bewegungen. Mir wird die Ästhetik meines Körpers bewusst. Atem, Körper und Geist harmonisieren sich.
4. Ich nehme die Energie meines Körpers wahr, ich spüre wie die Energie im Einklang mit der Bewegung durch meinen Körper fließt. Im Qi Gong wird dies das »Qi-Gefühl« genannt. Es ist ein positives, fokussiertes Erleben des Körpers jenseits des Alltagsbewusstseins, welches wir im »normalen« Tagesablauf erfahren.

## Die 4. Ebene: Lebenswelt und Alltag

Auf dieser Ebene wird der Transfer von Qi Gong-Erfahrungen in den Alltag angesprochen.

»Transfer« bedeutet im wörtlichen Sinne »hinübertragen« und hier ist gemeint, wie ich die Erfahrungen, Rituale und Erkenntnisse und Methoden in meinen Alltag, in meine Lebenswelt integriere. Vielleicht sogar so, dass es mir gar nicht auffällt und ich die Qi Gong-Methoden unbewusst in mein Handeln und Denken übertrage.

Beginnen wir mit einem einfachen Beispiel: Überall in unserer modernen Lebenswelt wird uns zugetragen, wie unglaublich toll es ist, Multitaskingfähig zu sein. Immer mehr Aufgaben parallel zu erledigen, in immer kürzerer Zeit immer mehr zu schaffen und in allem und überall up to date zu sein – dies verspricht in der modernen, digitalisierten Gesellschaft ein Höchstmaß an Anerkennung.

Nun, Computer können tatsächlich immer Aufgaben parallel und immer schneller erledigen, aber Menschen sind keine Computer. »Multitaskingfähig«

zu sein ist eher eine Ausrede dafür, sich nicht ordentlich auf eine Sache konzentrieren zu können.

Im Üben des Qi Gong lernt man das Gegenteil von Multitasking: Konzentriere dich auf eine Sache, lass deinen Geist in einer Tätigkeit ruhen, mache die Dinge nacheinander, lass dir Zeit und hetze nicht.

Das hört sich sehr unmodern an und es ist sehr unmodern, weil es die Qualität immer vor die Quantität setzt, weil es die Ruhe immer vor die Hektik, weil es das Erleben der Länge der Zeit immer vor die Zeitoptimierung setzt.

Und es kommt noch besser: Die Tätigkeit, die ich ausübe, ist für die Haltung, in der ich sie ausübe, irrelevant. Das hört sich kompliziert an, ist es aber nicht. Es meint lediglich, dass es egal ist, ob ich Kartoffeln schäle oder ein Essay über transzendentale Metaphysik schreibe. Die Art und Weise, wie ich mich in die Aufgabe vertiefe, ist die gleiche. Im Zweifelsfall kann das Kartoffelschälen sogar produktiver sein.

In meiner Lebenswelt kann die trainierte Methodik des Qi Gong die Auswirkung haben, dass ich die Dinge des Alltags plötzlich neu gewichte. Nicht Schnelligkeit, nicht Masse, nicht Multitasking stehen im Mittelpunkt meines Handelns, sondern Tiefe, Konzentration und Qualität.

Am Ende ist dies ein Weg zu mehr innerer Zufriedenheit, denn es ist das Gegenteil zum Phänomen der gestressten Gesellschaft, in der der Mensch in immer mehr Ansprüchen zerfasert.

Die ruhige Ausführung von Tätigkeiten ist der Weg der Meister.

## Qi Gong und Rituale im Alltag

Das Üben von Qi Gong verinnerlicht ebenso das ritualisierte Handeln. Ein Ritual ist eine Handlung, die immer auf die gleiche Weise und häufig auch zur gleichen Zeit ausgeführt wird. Der Vorteil des Rituals liegt darin, dass sich der Körper und der Geist auf eine bestimmte Handlung oder einen bestimmten Bewusstseinszustand einstellen. Dadurch wird der Inhalt des Rituals vertieft und verinnerlicht und qualitativ gesehen immer besser.

Die wesentlichen Rituale des Qi Gong bestehen darin,

- dass eine Übung bewusst begonnen und bewusst beendet wird,
- dass die Abfolge der einzelnen Übungen in dem jeweiligen Übungszyklus nicht verändert werden,
- dass die Übenden eine Umgebung schaffen, die weitgehend störungsfrei ist.

Der Sinn des Ganzen ist wirklich einfach: Man lernt so besser. Denn:

- Das Ritual fördert die Selbstdisziplin.
- Das Ritual fördert die Vertiefung des Gelernten.
- Das Ritual fördert die Wertschätzung der Übung.
- Das Ritual fördert die Fähigkeit zum Durchhalten.
- Das Ritual fördert das Fortschreiten in der eigenen Entwicklung.
- Das Ritual fördert das bewusste Wahrnehmen des Augenblicks.

Wie ich diese Wirkungen des ritualisierten Handels in den Alltag hineinnehmen möchte, bleibt mir natürlich selbst überlassen – aber indem ich diese Rituale im Alltag übe, fällt es mir leichter, sie auf andere Alltagsdinge zu übertragen.

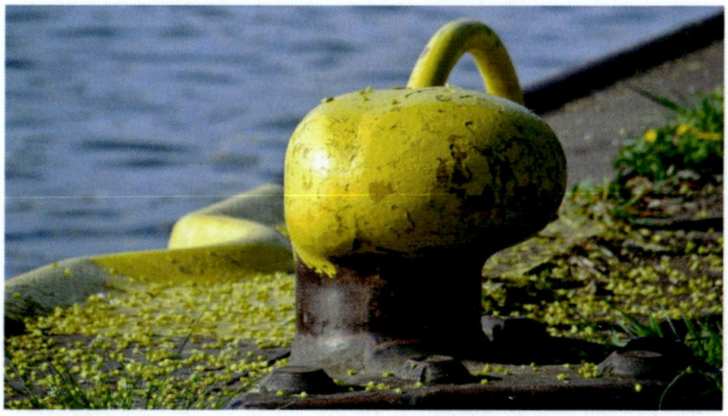

Wie könnte auf dieser Ebene die Kranich-Übung bewertet werden?

Der Flug des Kranichs ist von einer ungeheuren Ästhetik geprägt – versuchen Sie doch einmal, sich diese Ästhetik über den Tag verteilt ins Bewusstsein zu rufen, um sich einen intensiv erlebten Alltag zu erschaffen.

## Die 5. Ebene: Symbolische Repräsentation

Um es gleich vorweg zu nehmen: Es gibt nicht »die Eine« symbolische Repräsentation.

Das, was ich mit Qi Gong verbinde und was ich im Üben einer Qi Gong-Übung erfahre, ist abhängig von dem, was ich in eine Übung hineinlege. Und dies ist wiederum davon abhängig, welchen weltanschaulichen oder religiösen Hintergrund ich habe.

Die Interpretation der Qi Gong-Erfahrung ist also jeweils unterschiedlich, die Erfahrung selber ist jedoch weitgehend gleich. Denn die symbolische Repräsentation entsteht durch die Wechselwirkung von Körper und Geist: Die Sinneserfahrungen des Körpers vermitteln dem Geist die notwendige Vorstellung vom Körper und letztlich von der Welt, aber der Geist wiederum hat natürlich auch die Fähigkeit, die Sinneswahrnehmungen des Körpers zu interpretieren und letztlich auch zu verändern. Im Placebo-Effekt oder im

Mentaltraining im Sport ist dieser Mechanismus wohlbekannt. Umgekehrt ist es genauso: Der materielle Körper wirkt auf den Zustand des immateriellen Geistes ein. So kann die Erfahrung eines wunderschönen Tages in der Natur nicht so recht genossen werden, wenn man Zahnschmerzen hat. Und ein Glas Wein zu viel macht schnell deutlich, dass die Klarheit des Denkens durch materielle Prozesse im Körper ziemlich getrübt werden kann.

Eine Qi Gong-Übung kann zu einer Form, zu einem Ausdruck werden, mit welchem ich die verschiedenen Aspekte meines »In der Welt-Seins« sichtbar und erfahrbar mache. In diesem Sinn ist diese Ebene die Kulmination der vorherigen Stufen. Letztlich passiert hier nichts Neues, es bedeutet lediglich, dass die Stufen 1–4 nun im Gleichklang arbeiten. Körper, Psyche, Körperbild und Lebenswelt gehen in dieser Stufe eine Synthese ein, die sich nicht entkoppeln lässt und die eine andere Form der Körper-und Welterfahrung ermöglicht. Für diese Form der Erfahrung gibt es viele Namen: Vollkommene Ruhe, Einssein, Innigkeit, Flow, Zone 0 oder einfach »Qi-Zustand«.

Ichiro Yamaguchi beschreibt diesen Zustand als den Moment, wenn der Unterschied zwischen Subjekt und Objekt, Leib und Seele, nicht mehr deutlich wahrgenommen wird, das heißt, dass zwischen mir selbst und meiner Handlung keine Trennung mehr ist. Es ist das klare Bewusstsein einer konkreten Handlung in dieser Welt: Ich bin die Handlung.[42]

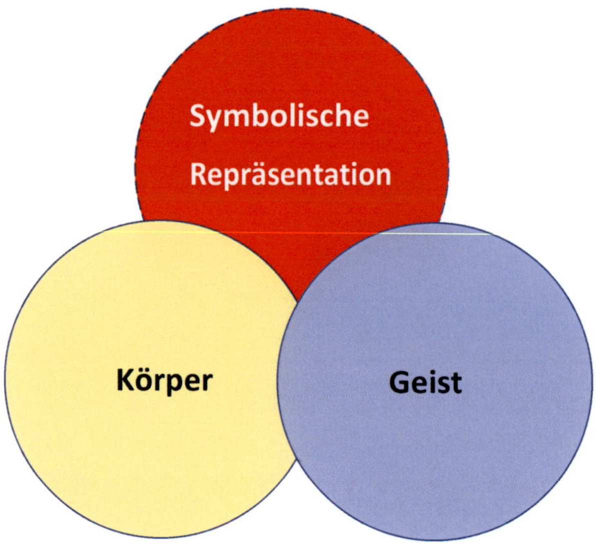


42 Yamaguchi, S.233 und S. 82 ff

## Symbolische Repräsentation: Aufschlüsselung des Gedankens

Betrachten wir zuerst die Auswirkungen des Gedankens der symbolischen Repräsentation im Spannungsfeld von Körper und Geist innerhalb der Qi Gong-Übungen, indem wir die Wörter und die Wortkombination »symbolisch« und »Repräsentation« unter die Lupe nehmen.

Im heutigen Sprachgebrauch hat das Wort »symbolisch« ein wenig den Hauch von »nicht echt, nicht wirklich, eben nur symbolisch« angenommen. Das war nicht immer so.

Das Wort »symbolisch« stammt aus der altgriechischen Sprache und hat die Bedeutung »zusammenwerfen«. Ein Symbol ist also etwas, was zusammengeworfen wurde. Im antiken Griechenland hatte das »symbolon« eine durchaus alltagspraktische Bedeutung als Erkennungszeichen. Zwei Geschäftspartner konnten z.B. eine Tonscherbe zerbrechen und jeder der beiden bekam eine Hälfte. Wenn Sie dann im Rahmen ihrer Geschäftstätigkeit Unterhändler oder Lieferanten geschickt haben, wiesen sich diese durch die eine Hälfte der Tonscherbe aus, die ja passend war mit der Scherbe des anderen Partners. Das Symbol wurde also zu einem Zeichen, woran man etwas erkennt und im übertragenen Sinne wies das Symbol auf etwas hin, was nicht da war – in diesem Fall der andere Geschäftspartner.

Man könnte also sagen: Das Symbol weist auf eine andere reale Wirklichkeit hin, die durch das Symbol erkannt und legitimiert wird.

Am einfachsten kann man dies am Beispiel einer roten Ampel beschreiben. Ist das Ampellicht rot, dann heißt das schlicht und einfach »Stopp«. Es weist aber auch auf eine höhere Wirklichkeit hin, in diesem Fall auf den Staat und die staatliche Gewalt, die durch das Rotlicht repräsentiert wird. Und sehr real wird diese staatliche Macht, wenn der Führerschein weg ist und das Bankkonto belastet, und zwar nicht nur symbolisch!

Das Wort »Repräsentation« hat seinen Ursprung in der lateinischen Sprache und kann übersetzt werden mit »vergegenwärtigen«. Es bringt in diesem Sinne etwas in die Gegenwart, ins Bewusstsein.

Als symbolische Repräsentation kann man nun die Vergegenwärtigung einer real erlebten Wirklichkeit bezeichnen, die durch die symbolische Darstellung über sich selbst hinausweist.

## Worauf weist die symbolische Repräsentation einer Qi Gong-Übung hin?

Die rote Ampel weist als Symbol über sich hinaus auf die staatliche Gewalt hin. Sie repräsentiert somit den Staat.

Die spannende Frage ist nun: Worauf weist eine Qi Gong-Übung hin?

Die einfache wie vielleicht auch unbefriedigende Antwort lautet: Auf das, was der Übende in ihr sieht und wie der Übende diese Erfahrung interpretiert. Es ist wie mit der roten Ampel: Die rote Ampel weist nicht aus sich selbst heraus auf die staatliche Gewalt hin, sie bekommt ihre Bedeutung und ihre Symbolkraft erst dadurch, dass die Ampel in ihrer Funktion damit belegt wird.

Das heißt also zuerst, dass jeder Mensch die Qi-Erfahrung anders definiert und wahrnimmt. Es bedeutet zweitens, dass diese Erfahrung mit anderen Menschen geteilt und ausgetauscht wird. Im dritten Schritt finden dann die Übenden eine gemeinsame Sprache und ein gemeinsames Vokabular, um diese Repräsentation »real« werden zu lassen.

Zwei Schwierigkeiten bestehen in diesem Prozess, eine eher psychologische Schwierigkeit und eine eher philosophische Schwierigkeit: Fühlzwang und Wortfindung.

Die psychologische Schwierigkeit ist schnell erklärt und allgemein bekannt: Wenn viele Leute in einer Gruppe dasselbe wahrnehmen, zum Beispiel einen bestimmten Geruch o.ä., dann werden die anderen diesen Geruch auch wahrnehmen, obwohl er gar nicht da ist.

In einer Qi Gong-Gruppe bedeutet dies: Wenn viele Teilnehmer von einer Erfahrung berichten, werden die anderen dahingehend beeinflusst, dass sie auch diese Erfahrung wahrgenommen haben. Vollkommen auflösen kann man dieses Phänomen nicht, es ist schlicht und einfach Gruppendynamik. Gerade als Leiter einer Qi Gong-Gruppe muss man sich aber dieser Gefahr bewusst sein und ihr gegensteuern. Dies geschieht zum Beispiel dadurch, dass man nicht vorgibt, was die Übenden bei einer Übung fühlen und wahrnehmen sollen.

Die philosophische Schwierigkeit besteht darin, dass man den »Qi Gong-Zustand« nicht genau definieren kann. Er lässt sich lediglich umschreiben und ist damit eher im Bereich der Poetik verortet. Den Blutdruck eines Menschen kann man genau messen, aber die Erfahrung des Qis lässt sich im wahrsten Sinne des Wortes nur »mit-teilen«. Aber das machte es gerade so spannend, interessant und bereichernd und ein bisschen geheimnisvoll.

Der Religionswissenschaftler Wilfred Cantwell Smith hat dieses Phänomen der Wiedergabe einer besonderen Erfahrung im Blick auf die religiöse

Erfahrung eines Menschen und die äußeren Merkmale einer Religion analysiert. Ich denke, dass sich die besondere Erfahrung des Qi Gong-Zustands in analoger Weise beschreiben lässt.

Für Smith sind bei der Betrachtung einer Religion zwei Aspekte zu erfassen: Zuerst benennt er die äußeren Merkmale einer Religion, wie zum Beispiel ihre Geschichte, ihre Texte, ihre Riten, ihre Traditionen und ihre Soziologie. Dieser Aspekt ist sozusagen der »Rahmen« der Religion. Wir können nun den äußeren Rahmen einer Religion betrachten, aber wir wissen dann immer noch nicht, was der einzelne Gläubige einer Religion fühlt, wenn er seine Religion ausübt, was diese Religion für ihn persönlich ist. Wenn Religion so stark von der Persönlichkeit und von der Individualität eines Menschen betrachtet wird, dann bedeutet dies, dass jeder einzelne Mensch seine Religion individuell interpretiert.

Smith hat hierfür folgendes Beispiel genannt: Der »Rahmen« einer Religion ist wie ein Fensterrahmen. Man könnte sich nun damit begnügen, nur den Rahmen einer Religion zu beschreiben, aber man wird nicht erfahren, was der Gläubige sieht und empfindet, wenn er durch diesen Fensterrahmen hindurchsieht. Wir können uns nur neben diesen Menschen stellen und erfragen, was er beim Blick durch das Fenster sieht, fühlt und denkt.

Vergleichbar ist es mit einer Qi Gong-Übung: Wir sehen die äußere Form einer Übung, aber die innere Erfahrung eines Menschen müssen wir erfragen.

Für Smith ergibt sich aus diesem Gedanken eine interessante Schlussfolgerung, nämlich die unendliche Vielfalt einer Religion: »In gewissem Maße ist jede Religion allen Menschen alles. Ihre Bedeutung und innere Natur wechseln mit jedem ihrer Angehörigen je nach dessen Aufnahme- und Reaktionsfähigkeit.«[43]

Ich denke, dass dieser Gedanke nach meiner Erfahrung in gleicher Weise für die symbolische Repräsentation einer Qi Gong-Übung gilt, wenn es um das innere Erleben eines Menschen geht.

Daraus kann man die Schlussfolgerung ziehen: Habe Mut, dich deiner eigenen Erfahrung zu bedienen; frei nach Immanuel Kants »Habe Mut, dich deines eigenen Verstandes zu bedienen«.

---

43 Smith, S.17

## Die symbolische Repräsentation der Kranich-Übung

Als Erklärungsmuster möchte ich hier einen Ausflug in die Philosophie der symbolischen Formen von Ernst Cassirer machen: »Prozesse der symbolischen Gestaltung sind nicht nur immer schöpferisch, insofern sie über ein reines Abbilden oder Kopieren des sinnlich Erfahrenen hinausgehen, sondern sie folgen in ihren jeweiligen schöpferischen Formungen auch spezifischen Interessen und Akzentsetzungen, die uns als handelnde und erleidende Wesen in dieser Welt spezifisch orientieren und leiten.«[44]

*Was bedeutet dies für die symbolische Form der Kranich-Übung?*

1. Die Übung ist nicht nur ein reines Abbilden, Kopieren oder »Nachmachen«.
2. Die Übung selbst ist schöpferisch, da sie eine eigene sinnliche Wahrnehmung erschließt und deutet.
3. Diese Deutung wird anderen Menschen als »symbolische Form« mitgeteilt. Man kann über sie sprechen.

Für Cassirer ist es ein Anliegen, dass Menschen »... für sich und andere Formen und Fähigkeiten kultivieren, die es erlauben, zum aktiven Gestalter des eigenen Lebens zu werden anstatt zu dessen rein passivem Gefährten.« [45]

Wenn man sich einmal diesen Satz auf der Zunge zergehen lässt, dann erscheint das ganze Potenzial des Qi Gong: Qi Gong ist Selbstkultivierung, Dialog und aktive Gestaltung des Lebens.

Für die symbolische Repräsentation der Kranich-Übung lässt sich also in aller Kürze folgender Satz konstatieren: Weck den Kranich in dir.

## Die Gefahren der symbolischen Repräsentation

Wie jede meditative Technik birgt auch Qi Gong die Gefahr der Verstärkung von psychischen Krankheiten, Psychosen etc.[46]

Was bei dem Anpreisen von meditativen Techniken, bei denen der Geist zur Ruhe kommt, oft nicht beachtet wird, ist, dass alle Formen von Ruheübungen auch zu einer unangenehmen Begegnung mit sich selbst führen können. Psychische Konflikte können aufbrechen, verdrängte Wunden und Erlebnisse wieder an die Oberfläche kommen, negative Gedanken und Emotionen

44 Eilenberger, S.131
45 Eilenberger S.73
46 Ernst, S.288

das Erleben beherrschen. Nicht jede Form der Meditationstechnik ist für alle Menschen gleichermaßen geeignet.

Für die Qi Gong-Lehrerin und den Qi Gong-Lehrer besteht hier die wichtige Aufgabe, bei den Schülerinnen und Schülern aufmerksam hinzusehen und die Zeichen zu erkennen, wann es jemandem nicht gut geht. Ein Gesprächsangebot sollte an dieser Stelle erfolgen. Der Inhalt des Gesprächs sollte sich auf die Frage konzentrieren, was das Üben von Qi Gong in mir ausgelöst hat und auslöst. Gegebenenfalls kann dieses Gespräch auch dazu führen, den Unterricht zu beenden.

## Zum Schluss: Prüft aber alles, das Gute behaltet! (1. Thess 5,21)

Die griechische Philosoph Epikur (ca. 341 bis 270 v. Chr.) hatte eine bemerkenswerte Maxime für seine Philosophie: Philosophie soll mein Leben verändern oder verbessern. Ansonsten ist sie ziemlich überflüssig.

Inwieweit kann nun Qi Gong mein Leben verändern oder verbessern?

Werfen wir zuerst einen Blick auf eine Qi Gong-Basis-Matrix, die die Bereiche der Qi Gong-Welt aufzeigt:

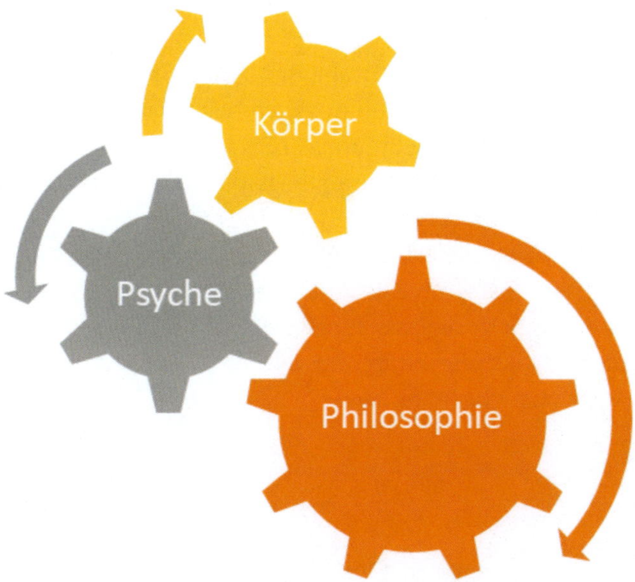

Für den Bereich des Körpers gilt: Bewegung tut dem Körper gut und eine kleine Bewegung ist besser als gar keine Bewegung. Wie bei jeder Sportart kann man sich beim Qi Gong auch verletzten, wenn man es übertreibt.

Für den Bereich der Psyche gilt: Meditation hat mannigfache, positive Wirkungen auf den Geist und auf die Seele. Sie hilft ruhig zu werden und den Alltag besser zu bewältigen. Doch jede Meditationsmethode birgt Gefahren in sich, wenn sie falsch betrieben wird. Eine gute Beratung ist gegebenenfalls im Vorfeld ratsam.

Für den Bereich Philosophie gilt: Wie auch immer man die Lebenskraft nennt, die in uns Menschen (und nicht nur da) steckt, die Erfahrung und das bewusste Wahrnehmen des Körpers ist auf jeden Fall eine Horizonterweiterung.

Qi Gong ist mehr als Wellness, mehr als Fitness und Gelenkigkeit. Will man das volle Potential der Qi Gong-Übungen ausschöpfen, dann führt Qi Gong zu einer intensiven Auseinandersetzung mit dem eigenen Geist, dem eigenen Körper und der Art und Weise, wie ich mich selbst in der Welt und in der Natur wahrnehme.

Qi Gong bedeutet nicht, den Verstand auszuschalten und in eine Parallelwelt abzudriften. Es geht – um noch einmal auf Cassirer zurück zu kommen – um eine Form der Selbstkultivierung, bei der ich zum aktiven Gestalter meines eigenen Lebens werden kann.[47] Ich denke, dass das Stichwort vom »aktiven Gestalter« auch ein Grund für die oftmals therapeutische Wirkung des Qi Gong ist.

Aber von diesen schweren Gedanken abgesehen, kann man Qi Gong nicht ohne eine gewisse Heiterkeit oder Wohlbehagen betreiben.

Für den Philosophen Baruch de Spinoza (1632–1677) sorgten Fröhlichkeit, Wohlbefinden oder Heiterkeit dafür, »... dass das Tätigkeitsvermögen [des Körpers] vermehrt oder gefördert wird.«[48]

Der Gedankengang Spinozas erinnert stark an die Qi Gong-Philosophie:

Wohlbehagen ist ein positiver Zustand des Körpers, wenn alle Teile des Körpers ein gleichmäßiges Verhältnis der Bewegung und Ruhe behalten. Wird dieses gleichmäßige Verhältnis gestört, entsteht Missbehagen, welches die Fähigkeiten des Körpers einschränkt.

---

47 Eilenberger, S.73

48 Spinoza, Kap 4, Lehrsatz 42

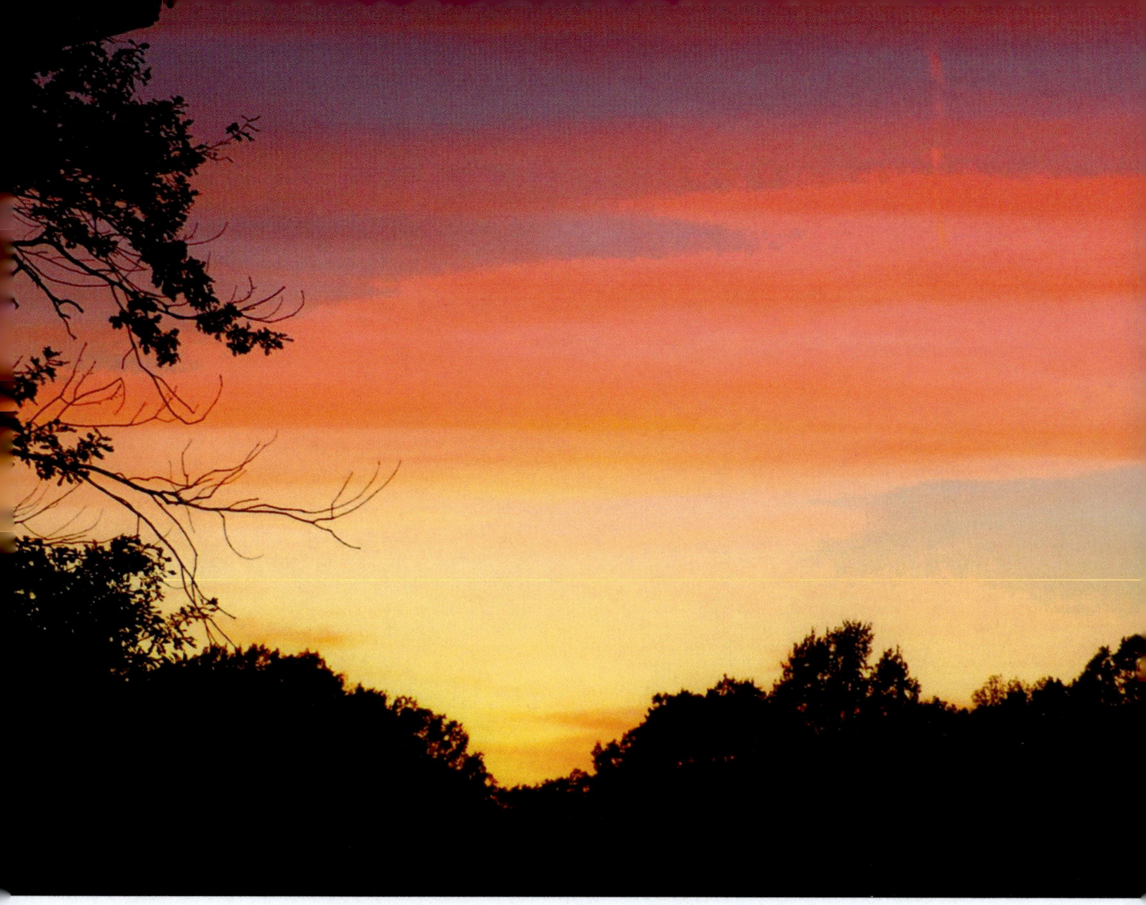

Heiterkeit oder Wohlbefinden kann man jedoch nicht befehlen.

Aber es ist einen Versuch wert, mit dem Beginn des Trainings einen Moment der Ruhe bewusst zu genießen, um dann mit einem bewussten Schritt in die nächste Bewegung einzutauchen.

Und vielleicht liegt darin das Geheimnis des ganzen Qi Gong-Übens: Sich frei machen von allen Gedanken, Vorstellungen, Ideen, Ansprüchen, um einfach nur die Bewegung und die Ruhe wirken zu lassen.

# Literaturverzeichnis


Art.: Resonanz (soziologisch), Wikipedia, abgerufen am 5.6.2021

Art.: Viriditas, Wikipedia, abgerufen am 08.01.2021

Bölts, Johann, Qi Gong – Heilung mit Energie. Freiburg i. Br. 1994

Bourla, Alexis, Florian Ferreri und Stéphane Mouchabac, Wie der Körper die Seele krank macht, Spektrum Psychologie 03/19, S.24–33

Cicero, Lalius über die Freundschaft, Übersetzung nach W.M. Pahl bearbeitet von E. Gottwein. http://www.gottwein.de/Lat/cic_philos/Lael01.php:

Cultivating Stillness. A taoist manual for transforming body and mind. Translated with an introduction by Eva Wong, Massachusetts (USA) 1992

Die Bibel. Nach Martin Luthers Übersetzung. Revidiert 2017. Deutsche Bibelgesellschaft

Eilenberger, Wolfram, Zeit der Zauberer: Das große Jahrzehnt der Philosophie 1919–1929, Stuttgart 2018

Ernst, Edzard, Heilung oder Humbug. 150 alternativmedizinische Verfahren von Akupunktur bis Yoga, Berlin 2021

Farjeon, Eleanor, Morning has broken, www.oldpoetry.com

Fuchs, Thomas, Leibgedächtnis und Unbewusstes – Zur Phänomenologie der Selbstverborgenheit des Subjekts, in: psycho-logik 3. Methode und Subjektivität. Freiburg/München, S. 33–50, www.klinikum.uni-heidenlberg.de

Gelitz, Christiane, Gesundheit im Alter. Chinesisches Schattenboxen beugt stürzen vor. http://www.spektrum.de/news/chinesisches-schattenboxen-beugt-stuerzen-vor/1485003

Gesenius, Wilhelm, Hebräisches und aramäisches Handwörterbuch über das Alte Testament, Berlin Göttingen Heidelberg 1962

Gesner, Johann Matthias: Novus Linguae Et Eruditionis Romanae Thesaurus. – Leipzig, 1749, www.uni-mannheim.de/mateo/camenaref/gesner/gesner1/v4/jpg/s1044.html

Gracián, Balthasar, Handorakel und Kunst der Weltklugheit, Übersetzt von Hans Ulrich Gumbrecht, Ditzingen 2020

Jürgen Henkys, Morgenlicht leuchtet, (1987) 1990 nach dem englischen »Morning has broken« von Eleanor Farjeon vor 1933, Melodie: gälisches Volkslied vor 1900, geistlich vor 1933, Zit: Lied Nr. 455, Evangelisches Gesangbuch, Ausgabe für die Ev. Kirche im Rheinland, die Ev. Kirche von Westfalen, die Lippische Landeskirche. Gütersloh, Bielefeld, Neukirchen-Vluyn, 1996

Jinsilu. Aufzeichnungen des Nachdenkens über Naheliegendes, Frankfurt a.M. und Leipzig 2008

Jones, Janette, A Theological Interpretation of ›Viriditas‹ in Hildegard of Bingen and Greogory the Graet, https://www.bu.edu/pdme/jeannette-jones/

Langenscheidts Großes Schulwörterbuch Lateinisch – Deutsch, Berlin und München 3. Aufl.1985

Lauster, Jörg, Der heilige Geist, München 2021

Luther, Susanne, Art. Dynamis, in: Das Wissenschaftliche Bibellexikon im

Internet (www.wibilex.de), 2010

Meister Eckehart, Deutsche Predigten und Traktate, München 1979

Neue Genfer Bibelübersetzung, online unter https://www.die-bibel.de

Pascal, Blaise, Gedanken, Ditzingen 1984

Possemeyer, Ines, Das Gedächtnis des Körpers, GEO 02/2013, S. 80–91

Riegel, Andrea-Mercedes, Taekwondo: Hintergründe und Philosophie einer asiatischen Kampfsportart; eine kritische Analyse. Heidelberg 2013

Riesebrodt, Martin, Cultus und Heilsversprechen, München 2007

Scharfetter, Christian, Der spirituelle Weg und seine Gefahren, Stuttgart New York, 5. unveränderte Aufl. 1999

Smith, Wilfred Cantwell, Der Islam in der Gegenwart, Frankfurt a.M. und Hamburg 1963

Spinoza, Baruch de, Die Ethik, Lateinisch-Deutsch, Ditzingen 2019

Störig, Hans Joachim, Kleine Weltgeschichte der Philosophie, Frankfurt a.M. 1987

Tokaj, Amelie, Fehlerteufel im Kopf, S. 52, spektrum-kompakt Sport, Heidelberg erschienen am 11.01.2016, S.46–54

Weischedel, Wilhelm, Die philosophische Hintertreppe, München 1975

Wetzel, Das große Lexikon der Symbole, Darmstadt, 2011

Yamaguchi, Ichiro, Ki als leibhaftige Vernunft: Beitrag zur interkulturellen Phänomenologie der Leiblichkeit, München 1997

Yang, The-Za, Das ostasiatische Qi-Konzept als Denkparadigma zwischen Religion und Wissenschaft: religionswissenschaftliche Einordnung des Qi für die Heilung in Formen außerschulmedizinischer Methoden mit der Einbindung zu traditionell afrikanischen und christlichen Glaubenskonzepten, Marburg 2011

Yen-Hui Lee. Gelassenheit und Wu-Wei - Nähe und Ferne zwischen dem späten Heidegger und dem Taoismus. Dissertation an der Albert-Ludwigs-Universität zu Freiburg i. Br. Sommersemerster 2001, S.36, abrufbar unter: freidok.uni-freiburg.de

Zhuangzi, Das höchste Glück. Reden und Gleichnisse, Frankfurt a.M. und Leipzig, 2005

Zürcher Bibel, Zürich, 2007